健康ライブラリー　イラスト版

大腸がん

治療法と手術後の生活がわかる本

監修　高橋慶一　がん・感染症センター
都立駒込病院外科部長

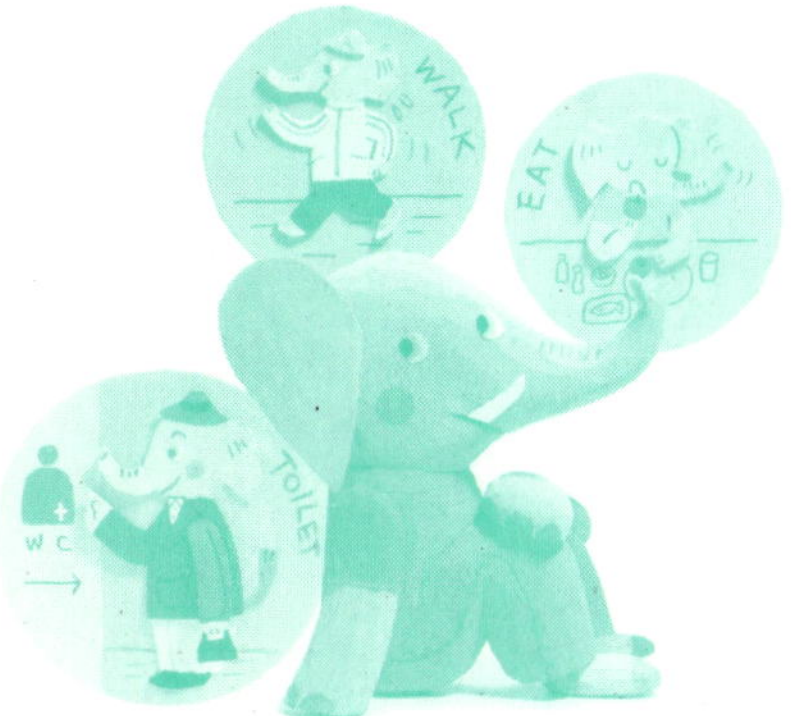

講談社

まえがき

大腸がんといわれると、大腸の一部を切りとることになり、治療後は食事やトイレに大きな影響が出ると感じる人が多いのではないでしょうか。なかには、人工肛門になることをイメージして、不安を抱く人もいるかもしれません。

確かに、大腸がんの治療では、手術後の生活がどのように変化するのかを、事前に知っておくことが大切です。

手術直後から数ヵ月間は便通に変化が起こります。下痢になりやすくなったり、頻便《ひんべん》といって、日に何度も便が出ることがあります。そのため、食事の際に消化のよくないものをひかえるなど、多少の注意が必要です。

ただし、そういった生活上の注意が必要なのは一定期間です。手術から半年もすれば、たいていのことは落ち着き、生活に制限がかかることはほとんどなくなります。

がんといっしょに直腸を大部分切りとり、人工肛門をつくった人も、基本的には同じです。手術のあと、人工肛門のケアに慣れるまでは食事や入浴、運動などに注意が必要ですが、やはり半年もすれば、生活は落ち着いてきます。

以前とまったく同じ生活ではないとしても、厳しい制限がかかるわけではありません。ほとんどストレスのない、快適な生活をつくっていくことは十分にできます。

大腸がんは、けっして悲観的な病気ではないと私は思っています。実際、私が診察している患者さんたちには、明るく前向きにすごしている人が大勢います。

本書は大腸がんの治療を解説したものですが、とくに大腸がん治療後の生活をしっかりと説明し、患者さんが不安をもたずに治療にのぞめるように工夫しています。

患者さんたちが安心し、納得して治療生活を送っていけるよう、心から願っています。

がん・感染症センター都立駒込病院
外科部長
高橋 慶一

大腸がん 治療法と手術後の生活がわかる本

もくじ

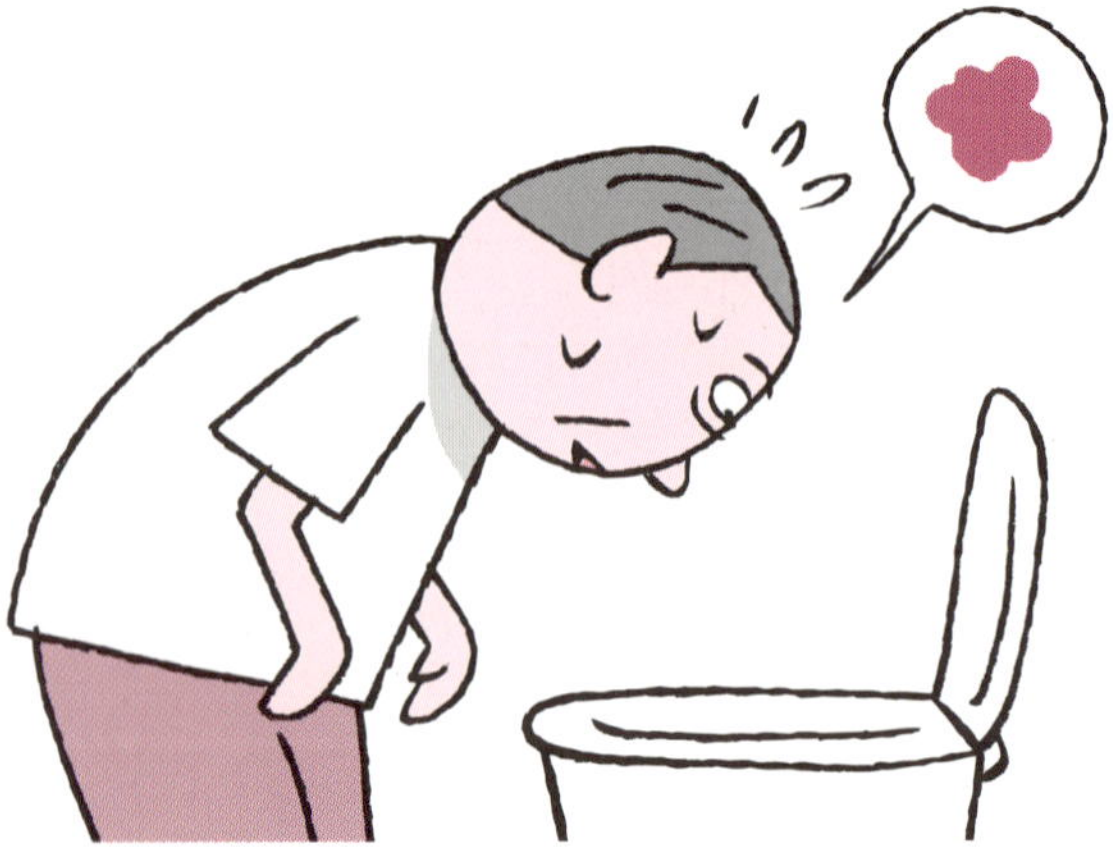

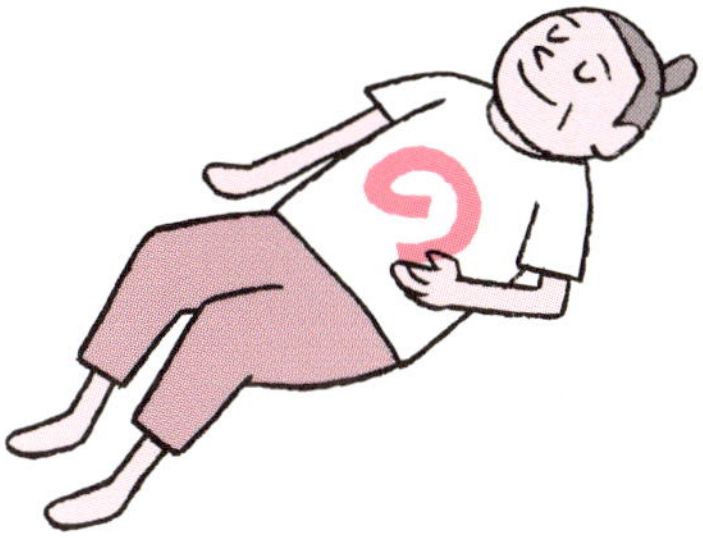

2 手術後の生活を考えて治療法を選ぶ……31

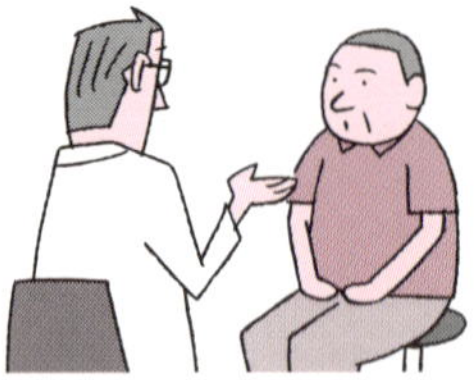

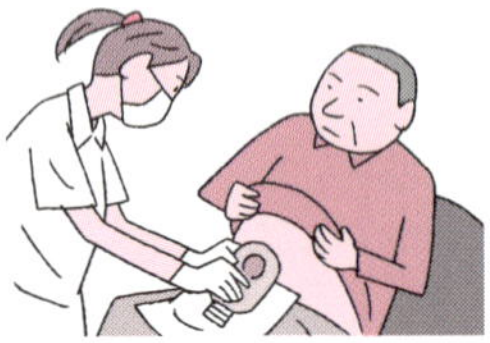

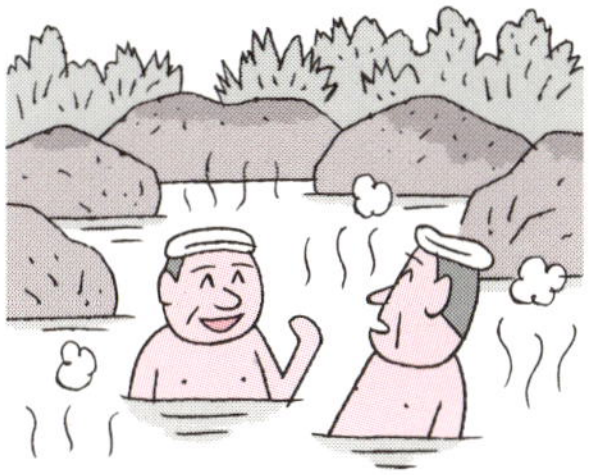

チェックテスト

大腸がんになると、人生はどう変わるのか

大腸のがんというと、食事や排便に大きな影響が出て、生活が一変するような印象があるかもしれません。しかしそれは本当でしょうか。まずは大腸がん治療後の生活について、自分の知識をチェックしてみましょう。下記の文章を読み、正しいと思うものには○を、間違っていると思うものには×を記入してください。

1 大腸の一部をがんといっしょに切りとるため、その後は便を少量しかためられなくなる。その影響で、食事の量が厳しく制限される □

2 大腸を切りとる影響は排便にも出る。手術から数ヵ月間は、下痢や頻《ひん》便《べん》（便が出やすい状態）になりやすい □

3 治療後は便の調子をコントロールするのが難しくなるため、スポーツはひかえめにし、室内でできることや軽い運動をする □

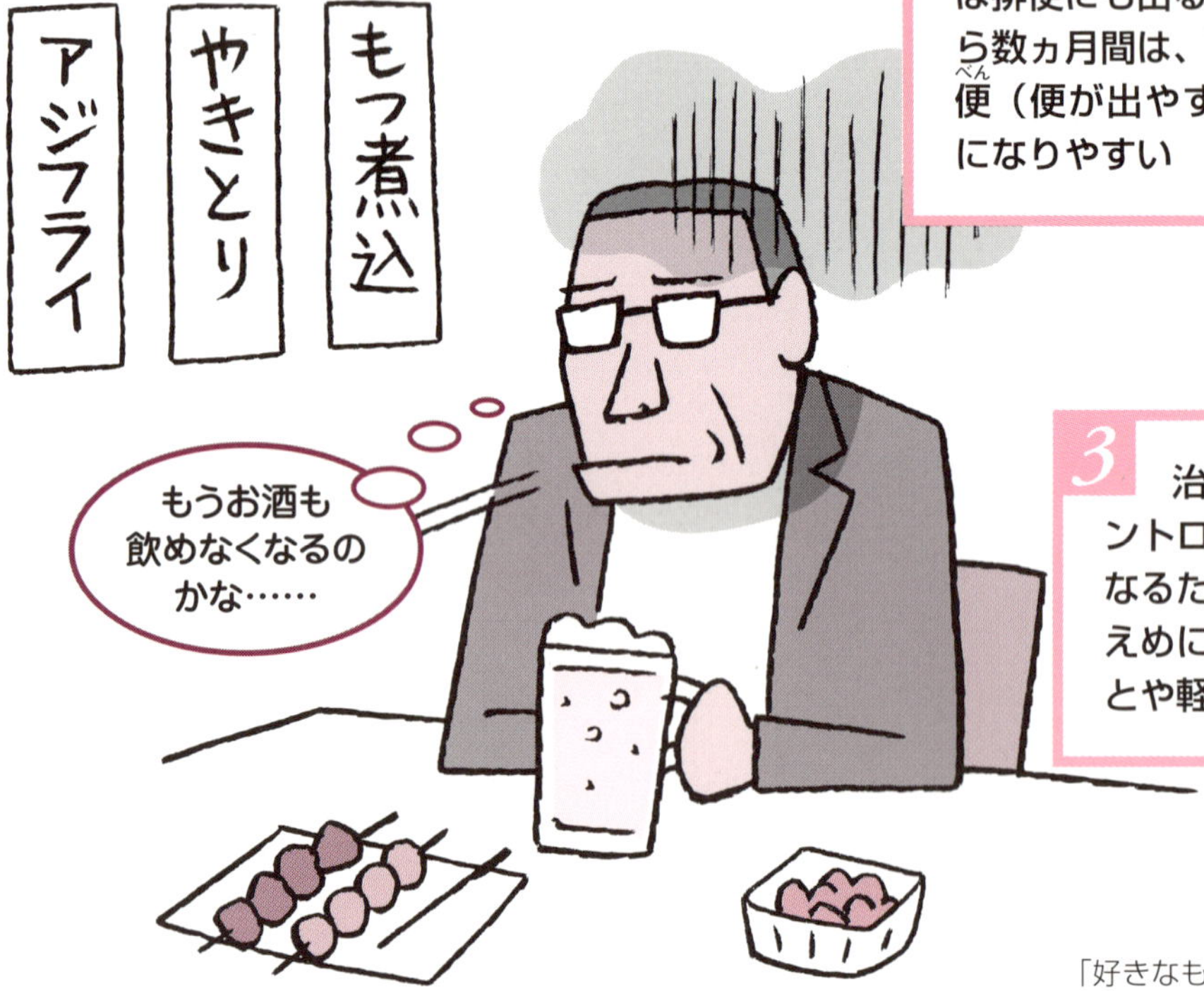
もつ煮込
やきとり
アジフライ
もうお酒も飲めなくなるのかな……

「好きなものを食べられるのも、いまだけか」などと不安になりがちだが、食事にはどんな影響が出るのだろうか？

4 大腸がんを、おなかを切らずに治すことができる。ただし、切ったほうが確実に治ることもある □

5 肛門にがんができた場合、肛門を切除して人工肛門になることがある。その場合、食事や運動、服装の制限がかなり厳しくなる □

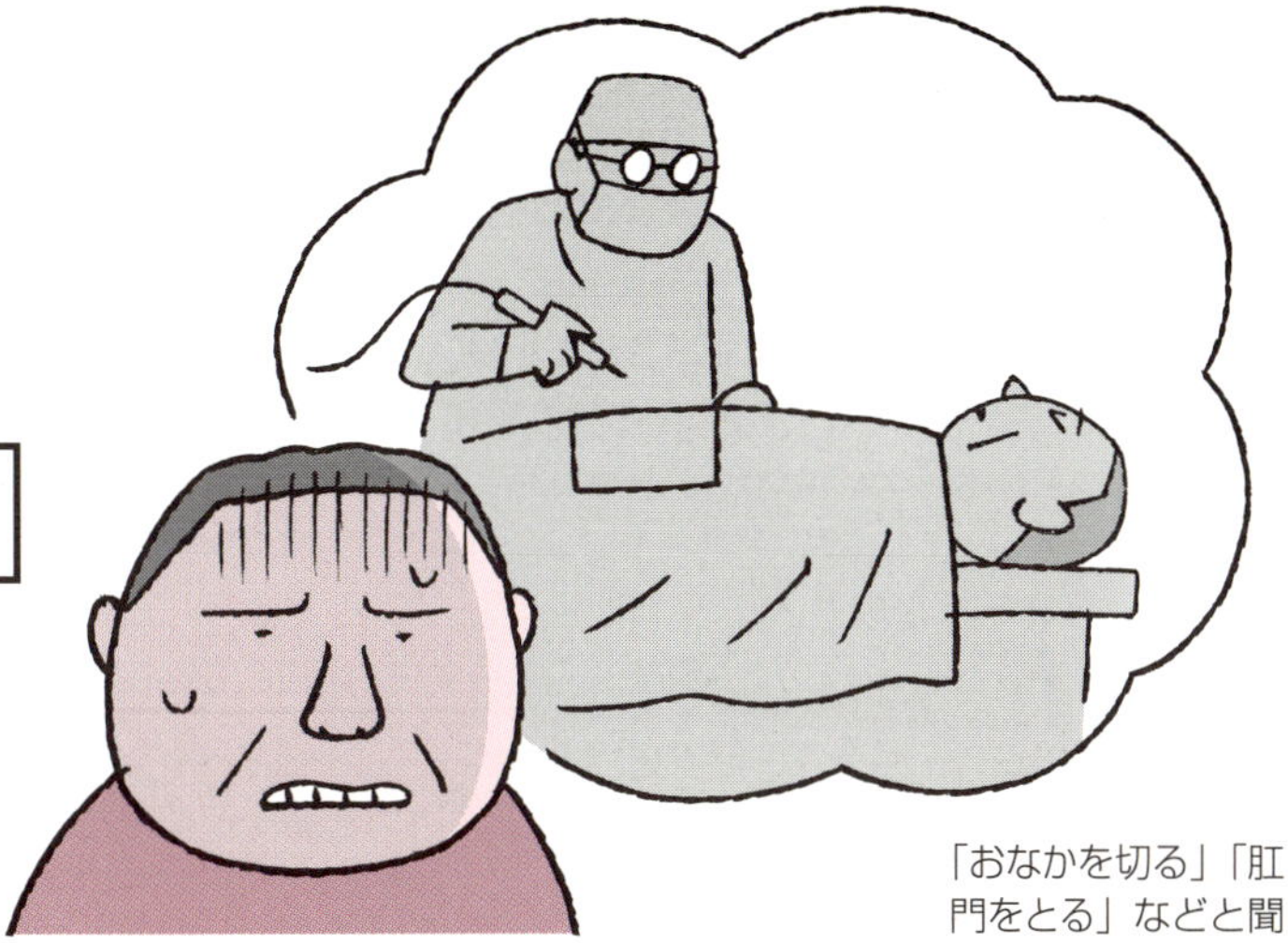

「おなかを切る」「肛門をとる」などと聞いてしまうとこわくなるが、大腸がん治療にはどんな選択肢があるのか？

6 人工肛門になりたくないと思っても、肛門のがんの場合には、基本的に別の治療法は選べない □

がんになったら生活も一変するのだろうか。いままでのように働くことは、もう難しいのだろうか？

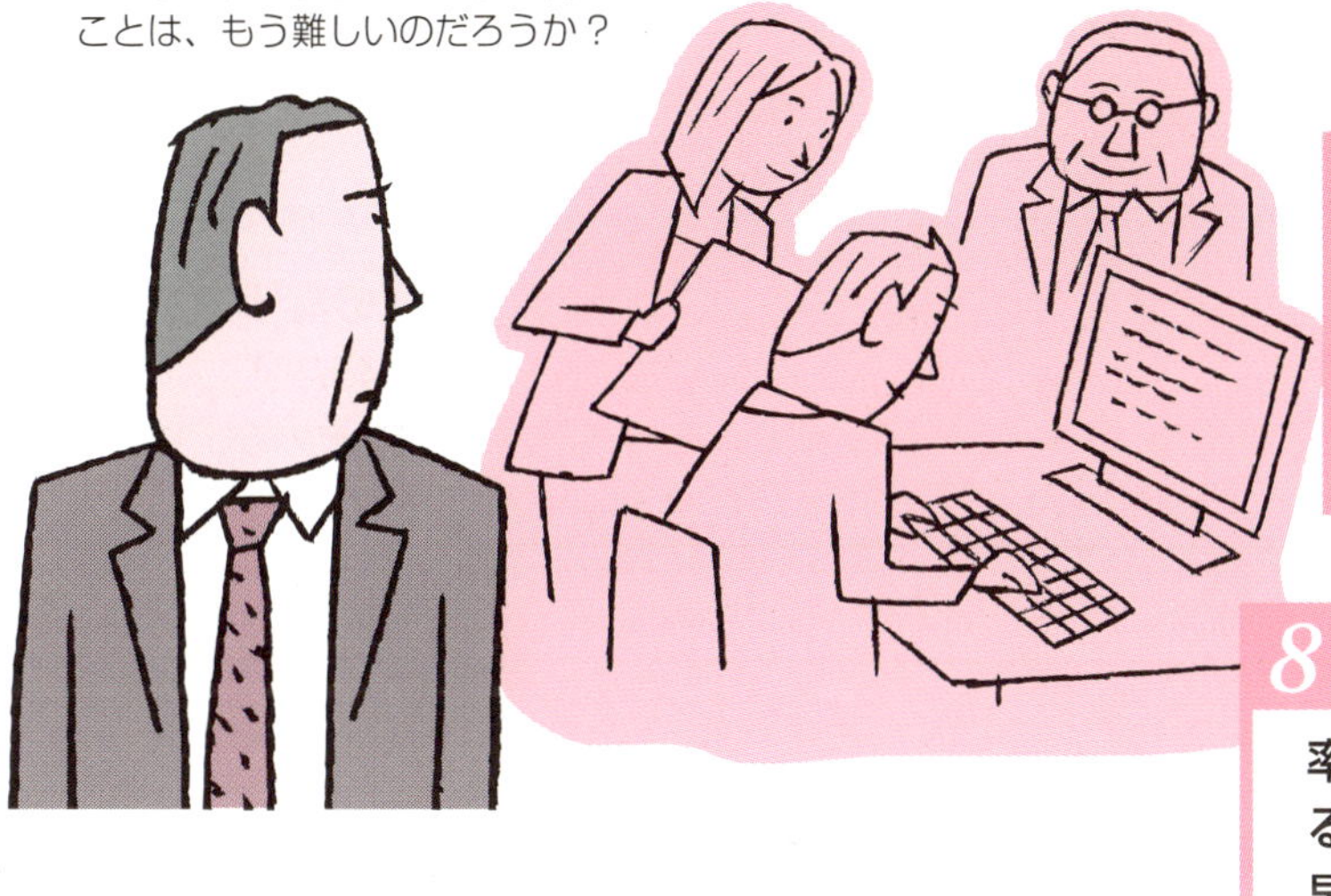

7 大腸がんでは治療後に食事や排便などが大きく変化するため、仕事をやめたほうが安心して暮らせる □

8 大腸がんの５年生存率は、ほかのがんと比べると数値がよい。とくに早期発見した場合にはかなり期待できる □

解答と解説は次ページへ

解答と解説

1 × 切りとる位置や大きさにもよりますが、大腸の一部をとったからといって、食事に厳しい制限がかかることはありません。便をためられる量が減るのは事実ですが、そのぶん、便がこまめに出たりして、健康にすごせます。食事の量に影響するほどの手術になることは少ないので、安心してください。

⇒ 68ページ参照

2 ○ 治療法によって違いはありますが、大腸がんの治療では基本的に排便への影響が必ずあります。結腸がんの場合は手術のあと数ヵ月間、下痢や頻便になりがちです。しかしその後は落ち着きます。直腸がんでは肛門機能を温存した場合にやはり下痢や頻便があり、人工肛門をつくった場合には、排便の仕方が変わります。

⇒ 46、54ページ参照

3 × 運動面の制限も、食事と同じでほとんどありません。術後数ヵ月間は激しい運動をさけたほうが安全ですが、その後はとくに制限は不要です。人工肛門をつくった人でも、おなかを圧迫する動き（柔道など）や、おなかに強く力を入れる動き（腹筋運動）でなければ、運動できます。

⇒ 74ページ参照

4 ○ 内視鏡治療であれば、おなかを切らずに大腸がんをとれます。ただし、内視鏡治療の適応となるのは早期のがんの一部です。進行がんは外科治療でがんをしっかりととりのぞいたほうがその後の経過がよいので、手術を選びます。治療法選択については、ガイドラインがもうけられています。

⇒ 16ページ参照

5 × 肛門にできたがんを切除し、人工肛門をつくるのは正しい処置です。しかし、人工肛門をつくった場合に厳しい生活制限があるというのは誤りです。食事や運動、服装などに注意点はありますが、制限はほとんどありません。排便の仕方は変わりますが、それも制限というより、変化と考えてよいものです。

⇒ 54ページ参照

6 × がんの進行度や位置によって違いますが、肛門のがんでも、人工肛門をつくる以外の選択をすることはあります。肛門機能を温存しながらがんを切りとる手術があり、それを選べる場合には、主治医から選択肢が提示されるはずです。自己判断しないで、医師に治療法について聞いてみましょう。

⇒ 36ページ参照

7 × 大腸がんになったからといって、仕事をやめる必要はありません。がんは命に関わる病気であるため、退職を考える人が多いのですが、しっかりと治療すれば、その後も十分に働けます。ただし、手術後に追加治療があったり、定期検診を受ける必要があるため、働き方を見直したほうがより安心です。

⇒ 78ページ参照

8 ○ 統計によると、大腸がんの治療成績はほかのがんと比べると、良好です。とくに早期がんの場合、5年生存率が高くなっています。手術後の再発がそもそも少なく、再発しても早期発見すれば、しっかりと切りとれます。治療後は医師の指示どおりに定期検診を受け、再発を警戒しましょう。

⇒ 90ページ参照

1
がんの状態と治療の基本方針を知る

「大腸がんかもしれない」というとき、
まずすべきは診断を確定することです。
できるだけ早く専門医を受診し、検査を受けましょう。
大腸がんの診断がついたら、
がんの位置や進行に応じて治療法を選択します。

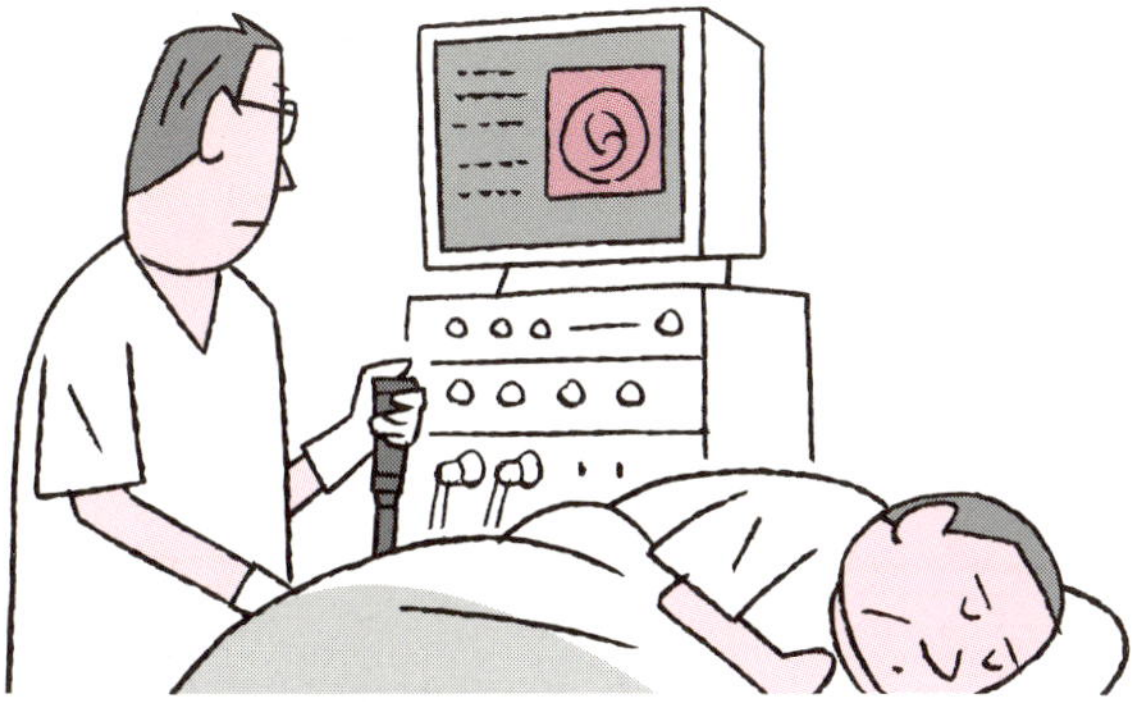

ストーリー

血便をきっかけに大腸がんがわかったAさん

プロフィール

Aさんは60歳代の男性で、営業職のサラリーマン。子どもは独立しており、妻と２人暮らしです。仕事柄、接待でお酒を飲むことが多く、やや太り気味です。たばこは、４年ほど前に禁煙に成功し、いまは吸っていません。

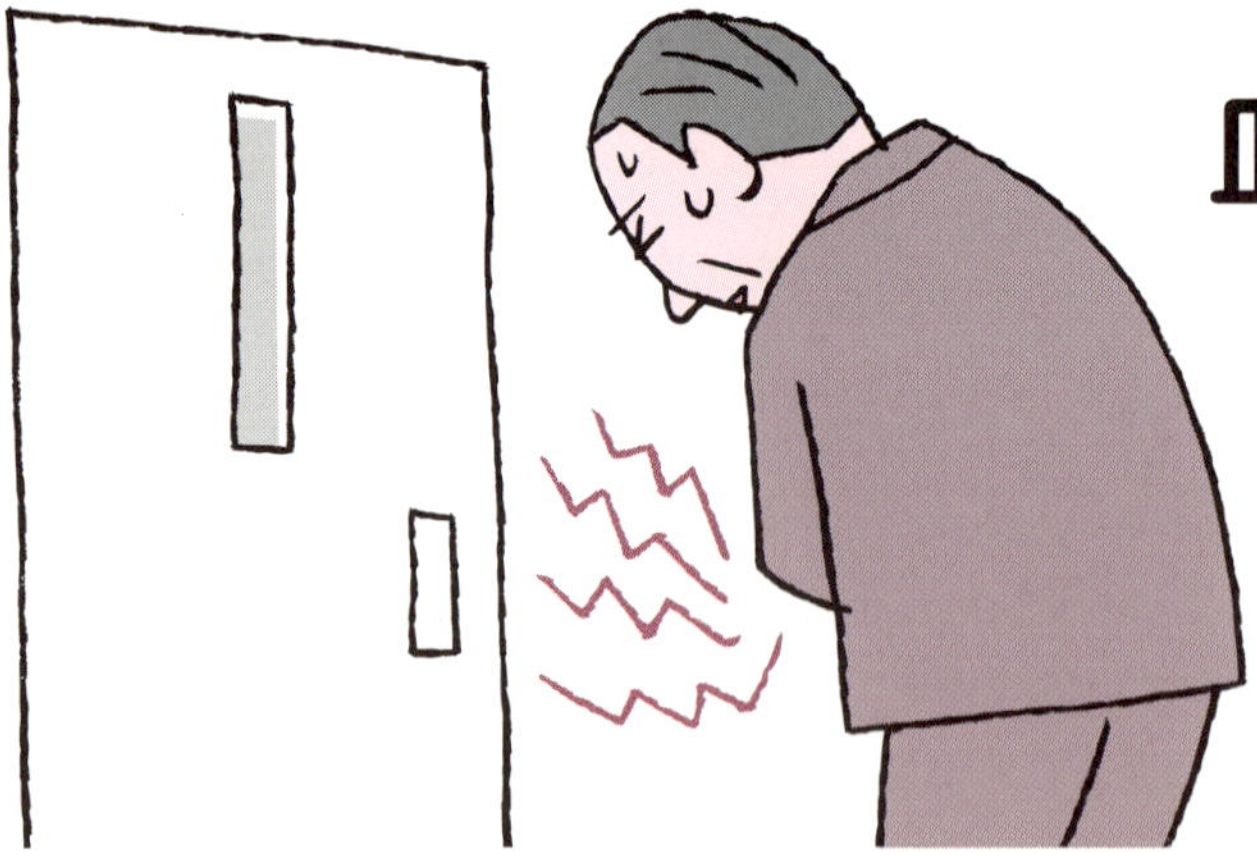

以前はなかったのに、急に便秘と下痢を交互にくり返すことが増えたら、要注意のサイン

❶ ここ1～2ヵ月ほど、おなかの調子が悪く、少し不安に思っています。以前からお酒を飲んだ翌日に下痢をすることはありましたが、いまは飲酒と関係なく、便秘と下痢を交互にくり返しています。

POINT

血便が出たとき、痔《じ》を疑う人も多い。また、目にみえなくても出血していることがあるので油断できない。（14ページ参照）

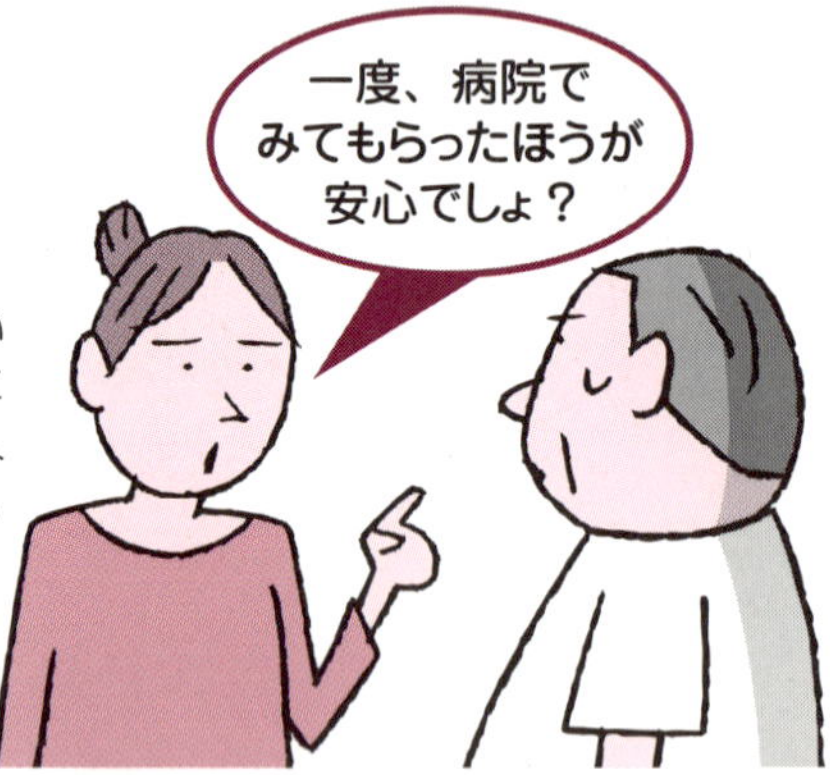
一度、病院でみてもらったほうが安心でしょ？

おなかの調子が悪いだけなので、病院に行くのをためらう人も多いが、念のため、受診したい

❷ 便秘と下痢はあるものの、ほかにはとくに体調の変化もありません。仕事を休むのも面倒なので、市販の胃腸薬を飲むだけで病院にはかかっていません。

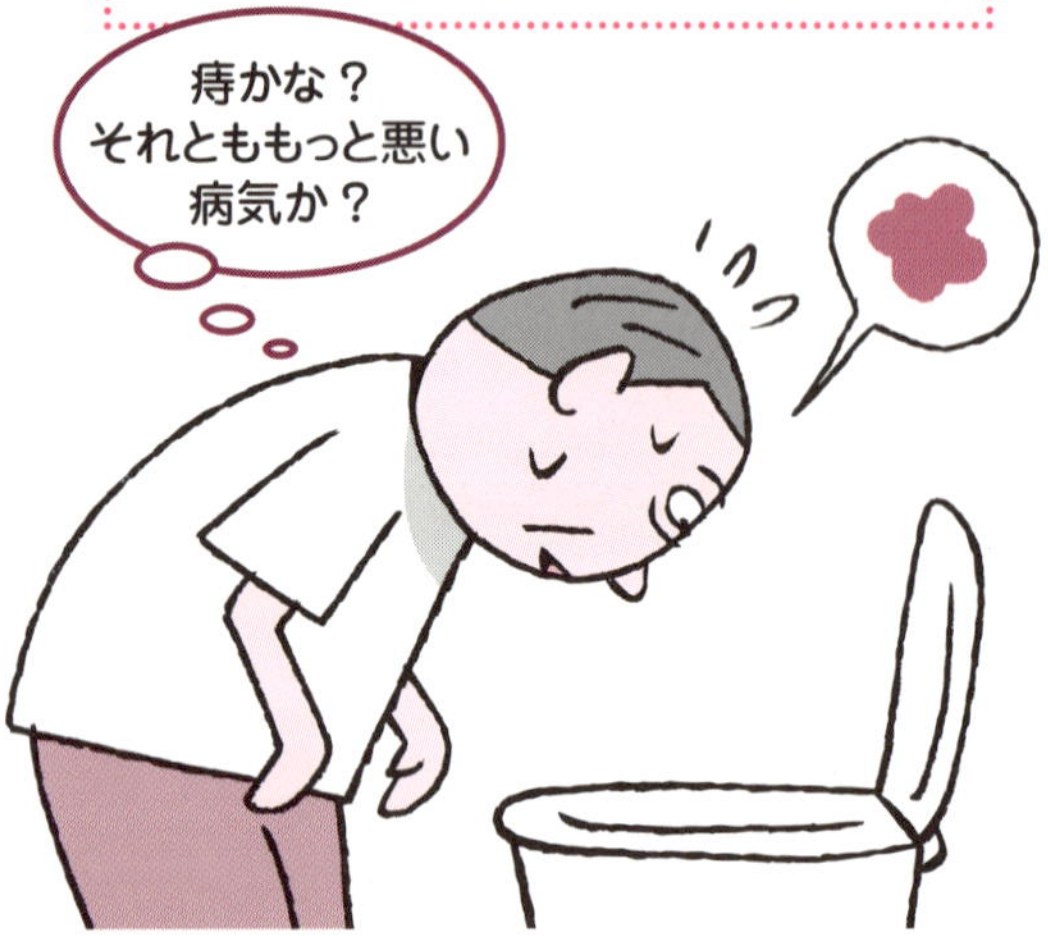
痔かな？
それとももっと悪い病気か？

便の表面に血がついていることもあれば、目にみえない形で便に血が混じっていることもある

❸ ある日、トイレで用を足したあと、ふとみると便に赤く血が混じっているのに気がつきました。血便が出たことで、これまでのおなかの具合の悪さが急に心配になりました。

大腸の
内視鏡検査って
恥ずかしい……。
それになんだか
こわいな

4 Aさんは最初は痔を疑ったものの、便秘と下痢をくり返す症状から、調べるうちに大腸がんかもしれないと思いました。しかし、内視鏡検査の内容を知ると怖さと羞恥心《しゅうちしん》で受診がためらわれます。

最近では、インターネットなどで自分の症状を調べる人も多い。それ自体はよいことだが、勝手に判断せず、必ず受診する

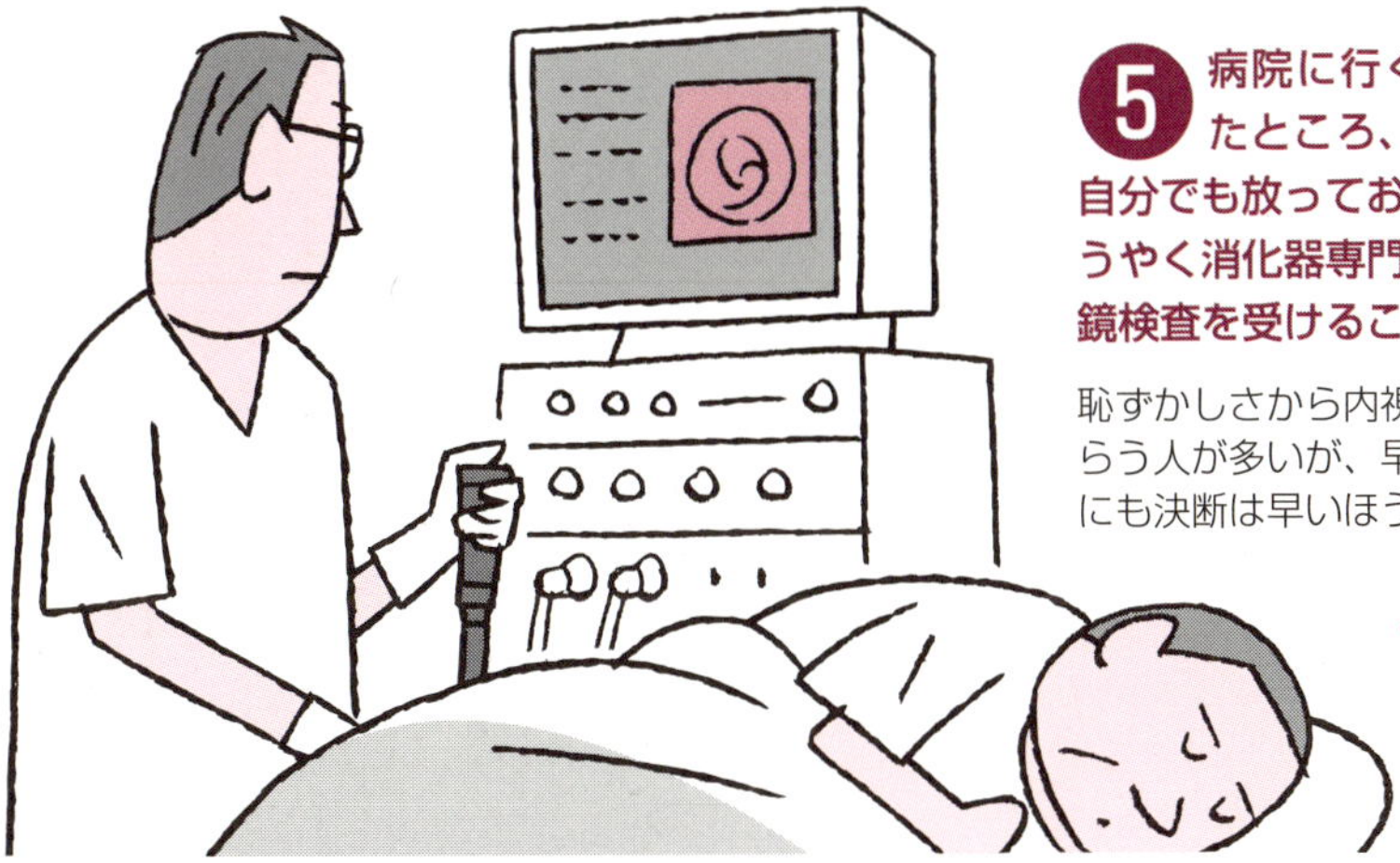

5 病院に行くかどうか迷っていたところ、妻にまた説得され、自分でも放っておけないと決断し、ようやく消化器専門の病院を受診。内視鏡検査を受けることになりました。

恥ずかしさから内視鏡検査をためらう人が多いが、早期発見のためにも決断は早いほうがよい

POINT

大腸がんはがんのなかでも比較的予後がよく、治りやすい。むやみにこわがらず、主治医の話をよく聞いて。（12ページ参照）

6 内視鏡検査の結果、直腸がんであることがわかりました。病名を告げられたときはショックでしたが、医師から大腸がんは治りやすいことを聞き、手術を受けることを決意しました。

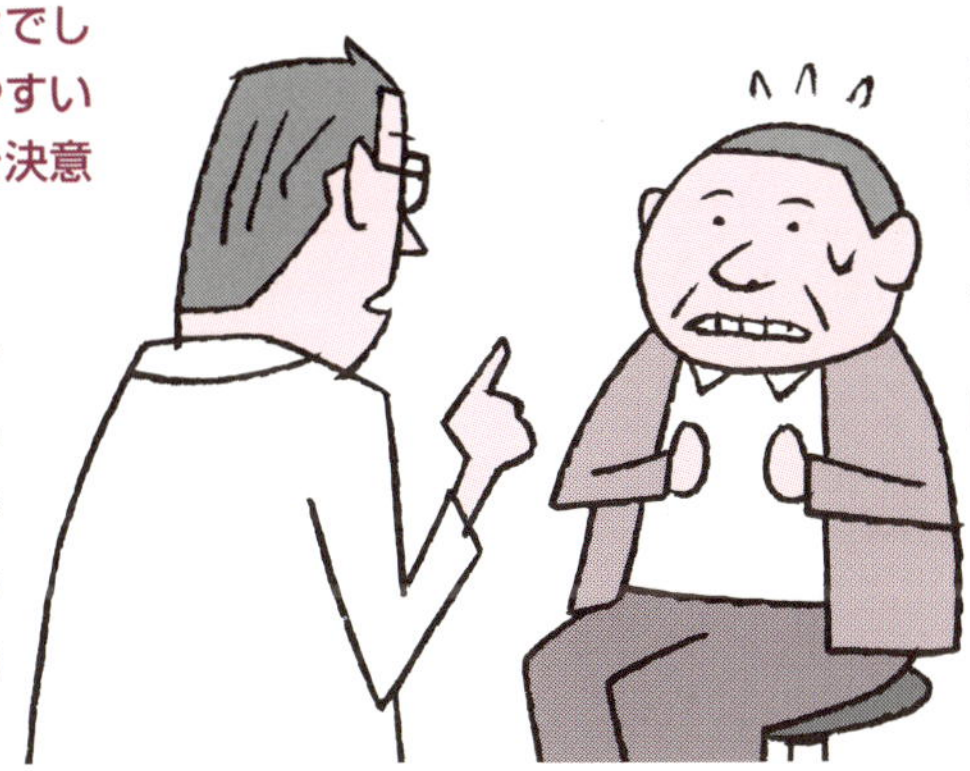

がんであることを知らされるのは、誰しもショックなこと。不安なら、後日家族といっしょに主治医の話を聞くとよい

Aさんは血便にたまたま気づき、受診するきっかけになったのが幸いでした。しかし、大腸がんは自覚症状だけでは発見できないことが多いので、職場の健康診断や人間ドックなどで便潜血検査を定期的に（40歳以上は年1回）受けることが大切です。

大腸がんを知る

できた部位によって、手術後の生活が異なる

大腸がんは、がんができる部位によって「結腸がん」と「直腸がん」に大きく分けられます。そして、この違いにより手術の範囲や方法が異なり、また、術後の生活への影響も変わってきます。

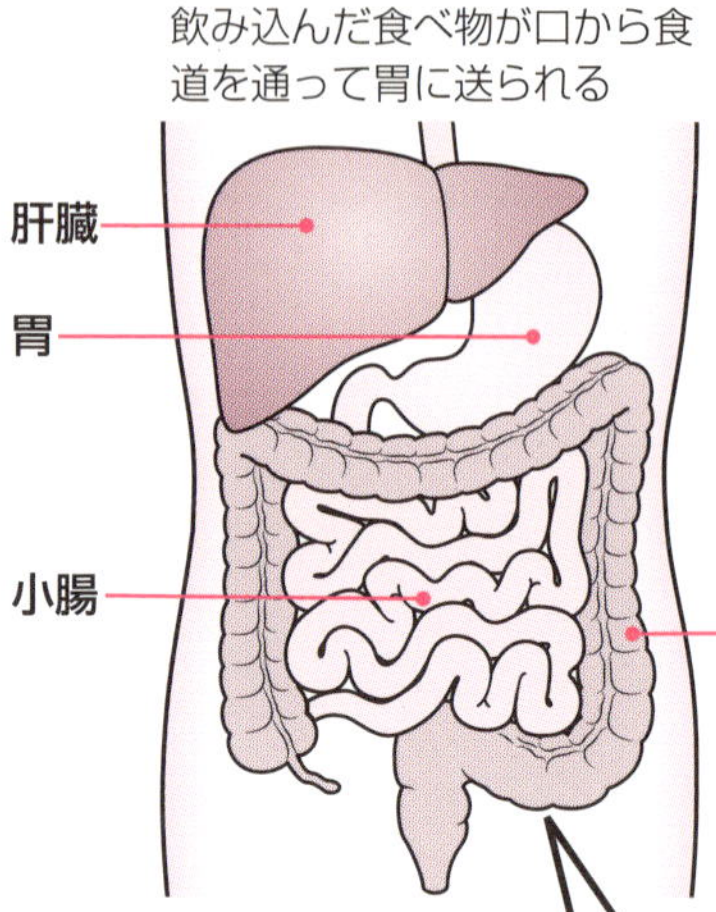

飲み込んだ食べ物が口から食道を通って胃に送られる
肝臓
胃
小腸
大腸

大腸がんは大きく2種類に分けられる

大腸は、結腸と直腸に大きく分けられます。大腸がんとは、結腸がんと直腸がんの総称です。結腸は盲腸、上行結腸、横行結腸、下行結腸、S状結腸からなり、そして直腸、肛門管へと続きます。

大腸

●大腸は便をつくる臓器

大腸は小腸から送られてきた食べ物の残りかすをさらに分解・吸収して便をつくり、排泄されるまでためておく臓器

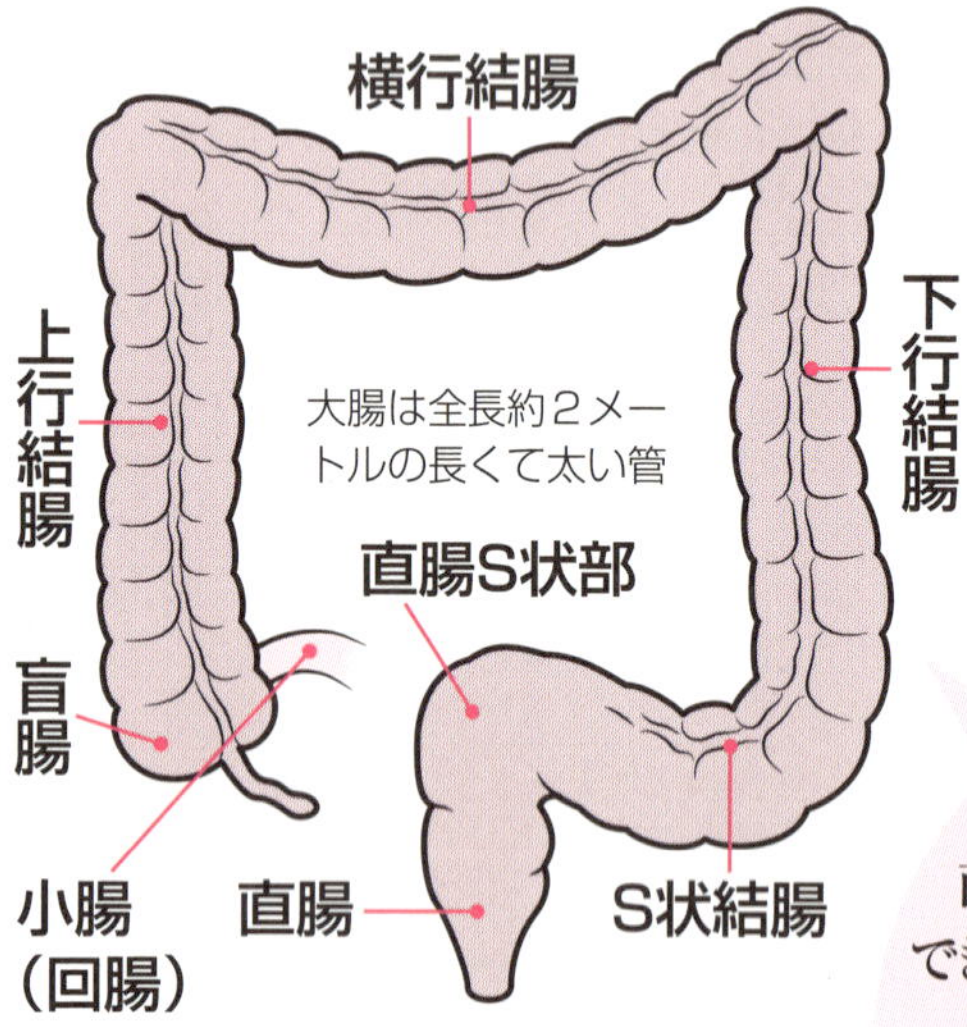

横行結腸
上行結腸
下行結腸
大腸は全長約２メートルの長くて太い管
直腸S状部
盲腸
小腸（回腸）
直腸
S状結腸

結腸がん

結腸がんでとくに多いのが、S状結腸がん。進行度や転移の有無にもよるが、人工肛門になることはあまりない。

S状結腸や直腸、直腸S状部にできるがんが大腸がんの約7割を占める。長時間、便がたまる部位であることが影響していると考えられている

直腸がん

肛門に近い直腸や直腸Ｓ状部にできるがんのこと。大腸がんの約４割が直腸がんで、進行度などにもよるが、場合によっては人工肛門になり、術後の生活に影響が出やすい。

大腸がんにかかる人が年々増えている

日本人のがんによる死亡者は、年々増え続けています。なかでもとくに増えているのが大腸がんで、部位別死亡者の統計では男性が三位、女性は一位を占めています。

死亡者が多いということは、大腸がんにかかる人が増えていることを示します。統計によると、年間一〇万人もの人が新たに大腸がんにかかっており、この二〇年では約四倍にも増えているのです。

治りやすいが手術後の生活には注意

大腸がんは早期に発見し、治療すれば治りやすいがんですが、それには定期的な検査や不調に気づいたときの素早い対応がカギを握っています。

また、がんのできる部位によって、排便など術後の生活にいろいろと影響が及びます。術後の負担を軽減するためにも、早期発見・早期治療が必須です。

大腸がんはどうやってできるのか

現在、大腸がんの発生ルートは以下の２つが考えられています。遺伝的要因やある種の病気が危険因子として加わると発症しやすくなります。そして増加の背景には、食生活の欧米化や高齢化も影響しています。

食生活と高齢化が主な原因

大腸がんの増加には、食生活の欧米化やストレス、運動不足、そして高齢化が影響している。

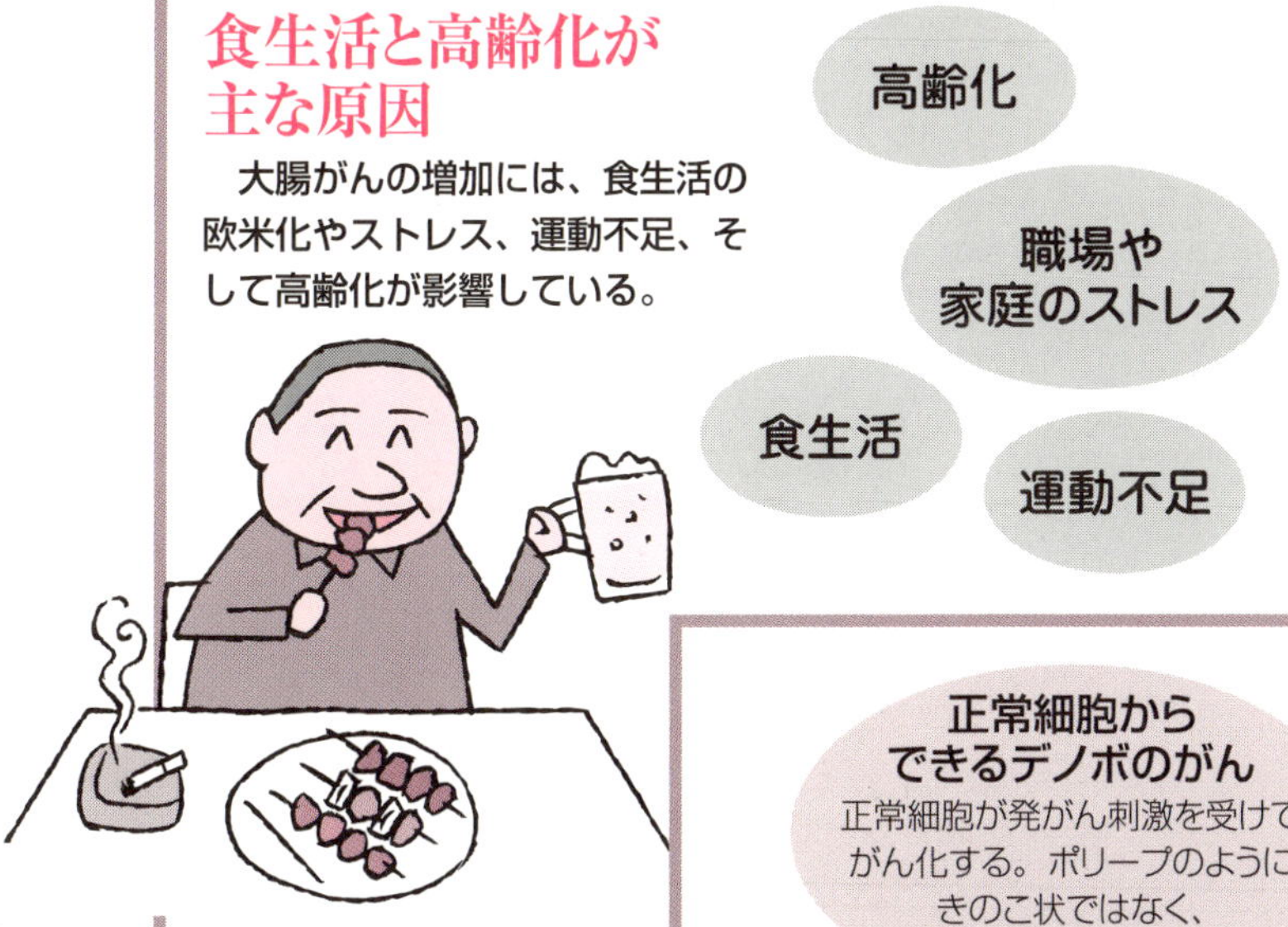

高齢化
職場や家庭のストレス
食生活
運動不足

動物性たんぱく質や動物性脂肪のとりすぎ、喫煙、過度の飲酒はリスク大

2つの経路でできる

大腸の粘膜にがん細胞が発生する経路には、良性腺腫ががんになるものと、正常細胞から直接がんが発生するものがある。

正常細胞からできるデノボのがん
正常細胞が発がん刺激を受けてがん化する。ポリープのようにきのこ状ではなく、扁平なタイプ

ポリープからできる腺腫のがん
良性ポリープの腺腫が、なんらかの刺激を受けることでがん化する。きのこ状で、過半数は腺腫ががん化して大腸がんになる

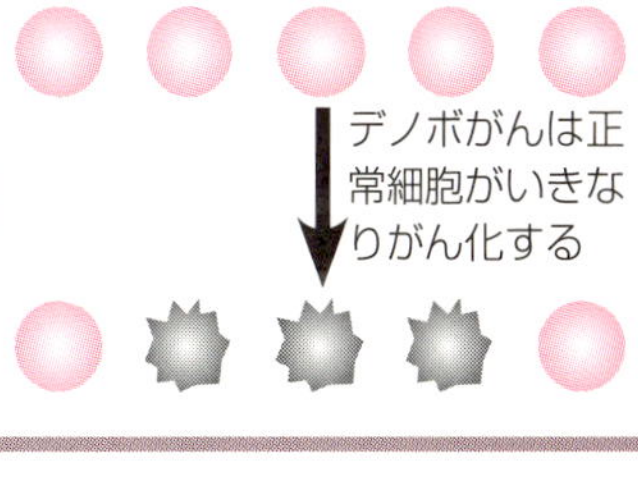

デノボがんは正常細胞がいきなりがん化する

大腸がんを知る

内視鏡検査などで進行度をくわしく調べる

大腸は、ほかの臓器に比べて多種類の病気が起こりやすいため、症状だけでがんと診断することはできません。確定するには、いくつかの検査をおこなう必要があり、その結果によって診断と進行度を判断します。

まず、がんの有無を、次に進行度を調べる

大腸がんの検査では、最初にスクリーニングとして「便潜血検査」がおこなわれます。この検査で陽性反応が出たら、内視鏡検査でよりくわしく調べます。

自覚症状があって受診した場合は、便潜血検査に加え、問診や視診、直腸指診、肛門鏡検査、直腸鏡検査などがおこなわれます。

大腸がんの検査の流れ

まず、便潜血検査をおこない、その後は問診と指診、そして内視鏡検査へと進みます。大腸がんであることが確定したら、さらに画像検査を受けることになります。

検査を受けるきっかけ

①自覚症状
下痢や便秘などの便通異常、便に血がついている、下血などの症状があった。

②健康診断
職場の定期健康診断のほか、人間ドックなどで受ける。

便潜血検査

便に血液（ヒトヘモグロビン）が混じっていないか調べる検査。連続した２日間の便を調べる「２日法」が主流。目にみえない少量の出血も確認できる。

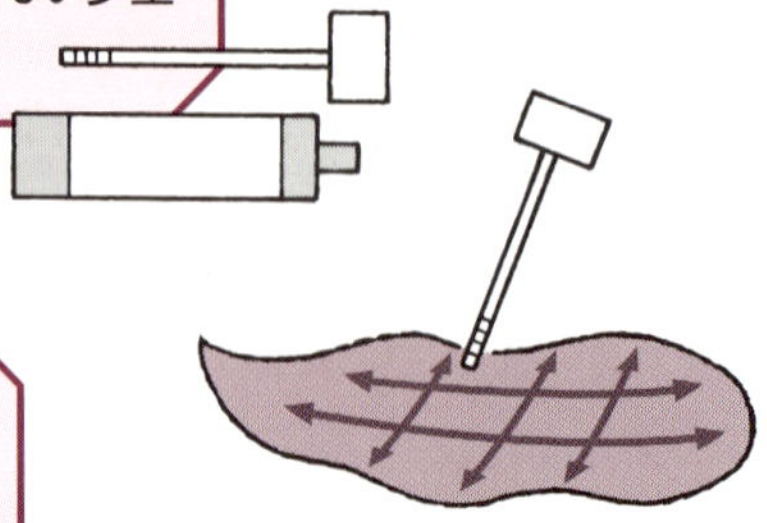

便潜血検査は専用のスティックで便の表面を削って採取する。数ヵ所からとるのがポイント

問診・指診

自覚症状があり受診した場合は、問診をはじめ、腹部の触診などもおこなう。直腸がんの発見には直腸指診、肛門鏡検査、直腸鏡検査が重要となる。

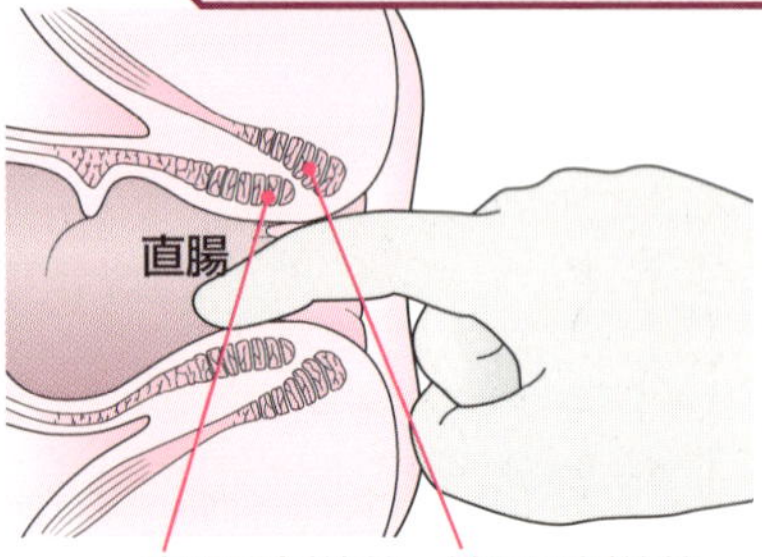

直腸指診では、患者さんが横向きに寝て、医師が人差し指を肛門から挿入し、直腸の病変の有無を調べる

内視鏡検査は進歩している

最近では、内視鏡検査といっても肛門から挿入するのではなく、CTを撮影し、そのデータを3D化する仮想内視鏡検査（CTC）やカプセル型内視鏡を飲んでもらう方法が登場しています。これにより、患者さんの負担がかなり軽減されると期待されています。

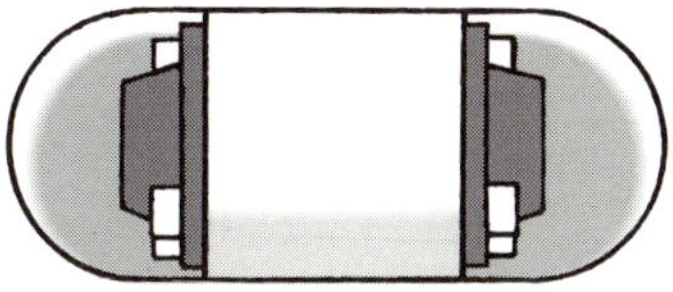
長さ約３cmのカプセルの中にカメラが内蔵されている

進行度がわかる

画像検査

大腸がんであることが確定したら、さらにがんの深達度（浸潤の深さ）、進行度やリンパ節転移の有無を調べるため、いくつかの画像検査をおこなう。

- CT検査（必須）
- MRI（磁気共鳴画像診断）
- 注腸造影検査
- PET、PET-CT
- 超音波内視鏡検査

確定診断

内視鏡検査

便潜血検査で陽性になった場合におこなわれる。内視鏡を挿入して肛門から盲腸までを調べる。良性のポリープやがんなどの発見に有効。また、粘膜表面に色素をかけることで、がんの深さ（浸潤の程度）の判別も可能。

病理検査

内視鏡で組織の一部を採取し、病理検査をおこない、良性か悪性かを調べて診断を確定する。

診断が確定したら、リンパ節転移、周辺の臓器への浸潤、遠隔転移、腹膜播種《はしゅ》などがないか、がんやその周辺をCT検査でくわしく調べる

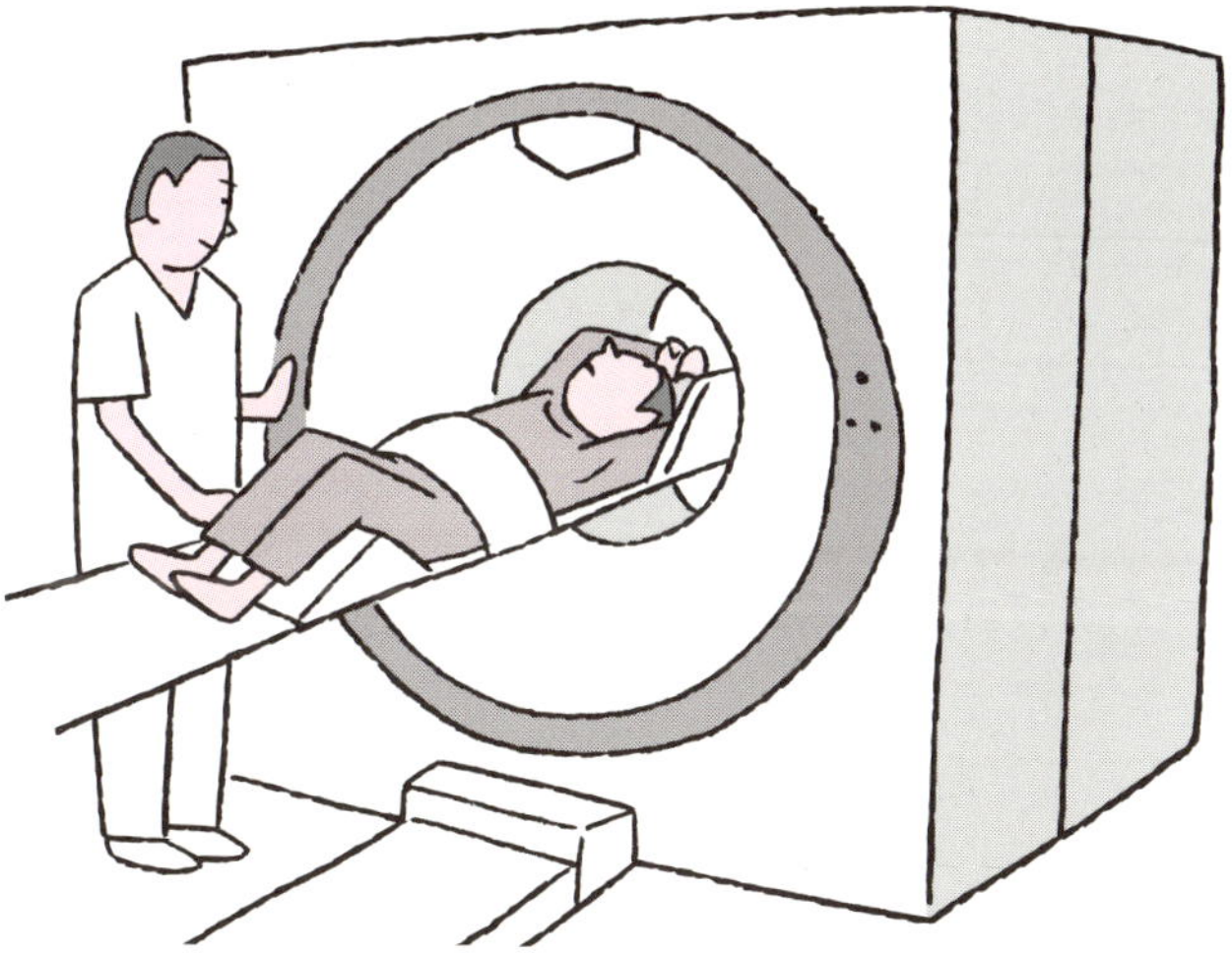

手術後も確認のために検査を受ける

大腸がんの手術後、再発や転移がないか、定期的に調べるため「腫瘍マーカー測定（血清CEA、血清CA19－9）」をおこないます。がん細胞があると、血液中に特定のたんぱく質や酵素、ホルモンなどが増加するため、これを調べる検査で、数値の上昇、変動を定期的に観察します。

大腸がんを知る

進行度がわかれば治療の基本方針もみえる

内視鏡治療で済むのか、外科治療になるのかは、がんの進行度によって決まります。直腸がんにおける肛門の切除も、進行度と部位によります。ただ、治療法の進歩もあり、温存できるケースが以前より増えています。

進行度は深さと転移で決まる

がんの進行度を決める要素には、がんがどれくらい深くまで進んでいるかという深達度と、リンパ節への転移、ほかの臓器への遠隔転移などがあります。

<table>
<tr><th></th><th colspan="3">M0</th><th>M1</th></tr>
<tr><th>T \ N</th><th>N0</th><th>N1</th><th>N2、N3</th><th>Any N</th></tr>
<tr><td>Tis</td><td>0</td><td colspan="3"></td></tr>
<tr><td>T1a、T1b</td><td rowspan="2">Ⅰ</td><td rowspan="5">Ⅲa</td><td rowspan="5">Ⅲb</td><td rowspan="5">Ⅳ</td></tr>
<tr><td>T2</td></tr>
<tr><td>T3</td><td rowspan="3">Ⅱ</td></tr>
<tr><td>T4a</td></tr>
<tr><td>T4b</td></tr>
</table>

遠隔転移

●肝臓・肺・腹膜などへの転移。区分は以下のとおり。

M0：遠隔転移をみとめない

M1：遠隔転移をみとめる

リンパ節転移

●区分は以下のとおり。

N0：転移をみとめない

N1：腸管傍リンパ節と中間リンパ節（20ページ参照）の転移総数が３個以下

N2：腸管傍リンパ節と中間リンパ節の転移総数が４個以上

N3：主リンパ節に転移がある、下部直腸がんでは側方リンパ節に転移がある

壁深達度

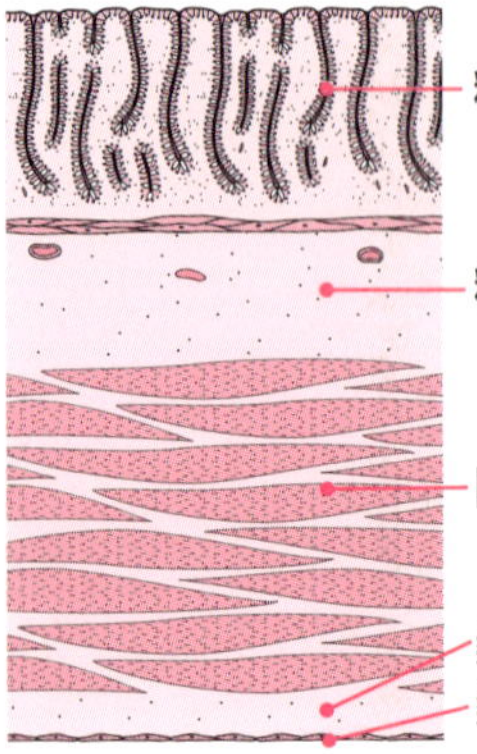

大腸壁は「粘膜」「粘膜下層」「固有筋層」「漿膜下層」からできている

●早期がん

Tis：がんが粘膜内にとどまり、粘膜下層に及んでいない

T1：がんが粘膜下層までにとどまり、固有筋層に及んでいない

●進行がん

T2：がんが固有筋層まで浸潤し、これを越えていない

T3：がんが固有筋層を越えて浸潤している

T4a：がんが漿膜表面に露出している

T4b：がんが直接他臓器に浸潤している

『大腸癌取扱い規約第8版』（金原出版）より

進行度別に治療法がある

大腸がんの治療法は、右ページにあるように深達度、転移の有無などにより病期を判定し、それによってどの治療をおこなうかを決めていきます。

進行度がわかったら、どんな治療を受けられるのかをみる

ステージ0～Ⅲ

リンパ節転移がなく、がんが粘膜または粘膜下層の浅層にとどまるなら内視鏡治療が選べる。がんが粘膜下層の深層やさらに深い部分まで浸潤している場合などは外科治療となる。

内視鏡治療（26ページ参照）

外科治療（開腹手術、腹腔鏡手術、局所切除、ロボット手術など。18～23、29ページ参照）

化学・放射線療法

術後の補助療法としておこなわれるほか、手術での切除が不可能な場合にも選択される。

補助療法（24ページ参照）

ステージⅣ

原発病巣と遠隔転移したがん両方の状態によって判定する。可能なら両方とも手術で切除するが、それができない場合は化学療法や放射線療法などで対応する。

補助療法（24ページ参照）

外科治療（18ページ参照）

再発・転移

切除が可能な場合は手術が選択されるが、できない場合は化学療法や放射線療法、また転移した部位に応じて対症療法をおこなう。

再発・転移時の治療

（96ページ参照）

その他（最新治療）

直腸がんの局所再発に対して、先進医療の「重粒子線治療」などがある。

最新治療（28ページ参照）

『大腸癌治療ガイドライン医師用2014年版』（金原出版）より

「治療ガイドライン」が二〇一四年に改訂された

大腸がんの治療法には、内視鏡治療や外科治療、化学療法などがありますが、治療法は年々進歩し、二〇一四年には治療ガイドラインが改訂になっています。

それによると、内視鏡治療の適応基準はこれまでがんの大きさが二センチメートル未満でしたが、新基準では大きさを問わないと改訂され、体への負担が軽い内視鏡治療の選択の幅が広がっています。

QOLなども考えて治療を決定する

どの治療法を選択するかは、がんの進行度や深達度などにより異なりますが、大切なのは安全で、術後のQOL（生活の質）を良好に保てることです。

直腸がんでは、人工肛門にするかどうかがよく問題にされますが、年齢や体調によっては必ずしも温存するのがベストではないこともあり、慎重に検討します。

治療法①外科治療（直腸がん）

肛門周辺のがんを一気に切りとる

直腸がんの手術は、排泄機能に関わるため、結腸がんに比べて難易度が高いとされます。ただし、基本はがんを残さずに切除することです。そのための手術法は三つあります。

どんな人が対象？

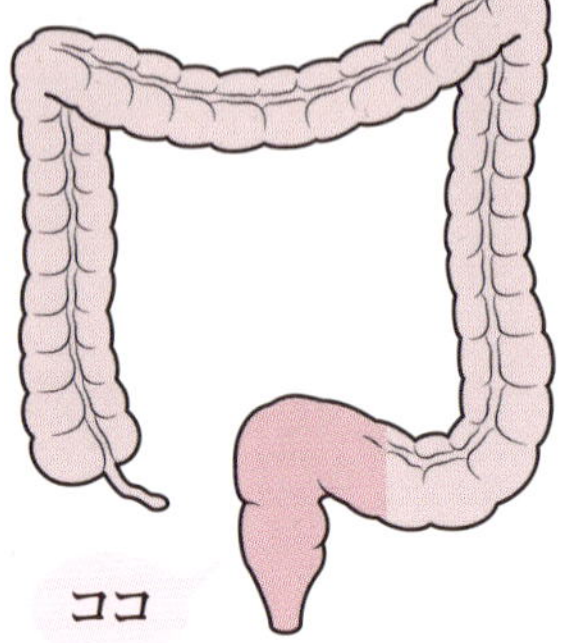

直腸に進行がんができた

直腸がんでも浸潤が浅い粘膜がんや粘膜下層の浅層（1mm以内）にとどまるがんでは内視鏡治療が選択されますが、深達度が深いもの、がんが大きいもの、進行がんでは外科治療になります。

●ステージⅠ～Ⅳ

どんな治療？

3種類の方法があり、肛門機能に関わる

直腸がんの手術には、「局所切除術」「直腸切断術」「肛門機能温存術」の３つの方法があり、がんのある部位と病期により、いずれかの方法が選択されます。

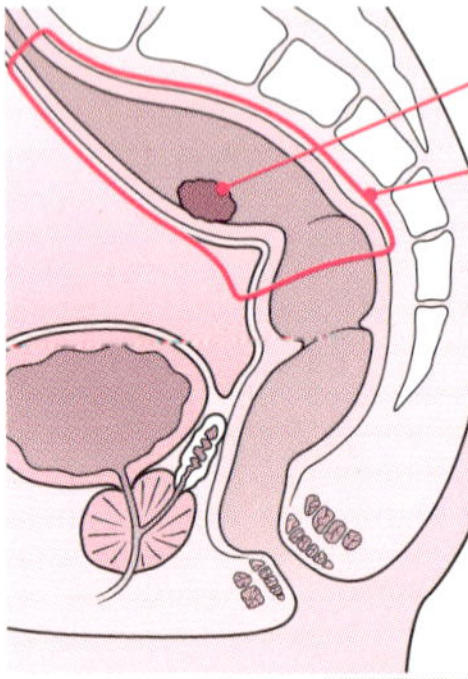

リンパ節転移を防ぐために、がんから口側の部分を10cm、肛門側を３cm程度切りとる

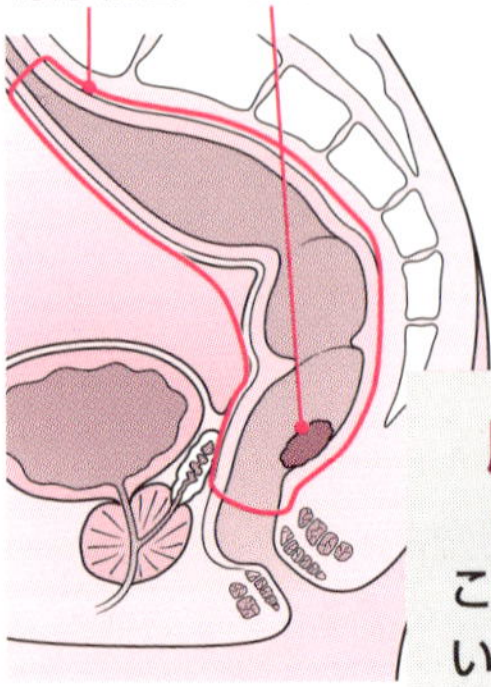

肛門括約筋を損なわずに、直腸を切除する

局所切除術

肛門を残し、がん周辺だけを切除する方法。がんが粘膜にとどまっており、リンパ節転移がない場合におこなわれる。肛門側から手術する経肛門的局所切除と、お尻側から手術する経仙骨的局所切除などがある。

→ 肛門機能を温存できる

肛門機能温存術

直腸がんの約80%はこの方法がおこなわれている。がんが肛門から３～４cm以上離れている場合に選択される。

↑ 肛門機能を温存できる

ポイント

筋肉や神経を切る場合は後遺症が出ることも

直腸近くには排尿や排便、性機能に関係する自律神経、排便に関わる肛門括約筋などがあるため、手術で筋肉や神経の働きに影響が及ぶことがあります。その結果、後遺症が出ることもあり、十分に理解したうえで手術を受けることが大切です。

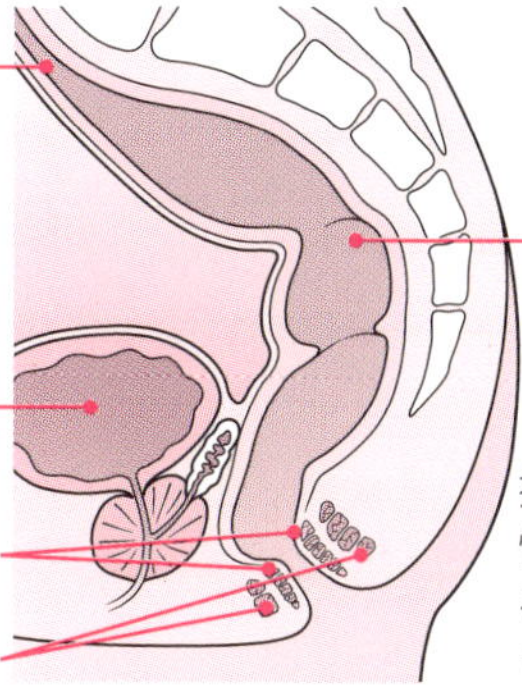
S状結腸
直腸
膀胱
内肛門括約筋
外肛門括約筋
排便機能や、性機能に関わる神経が集まっている

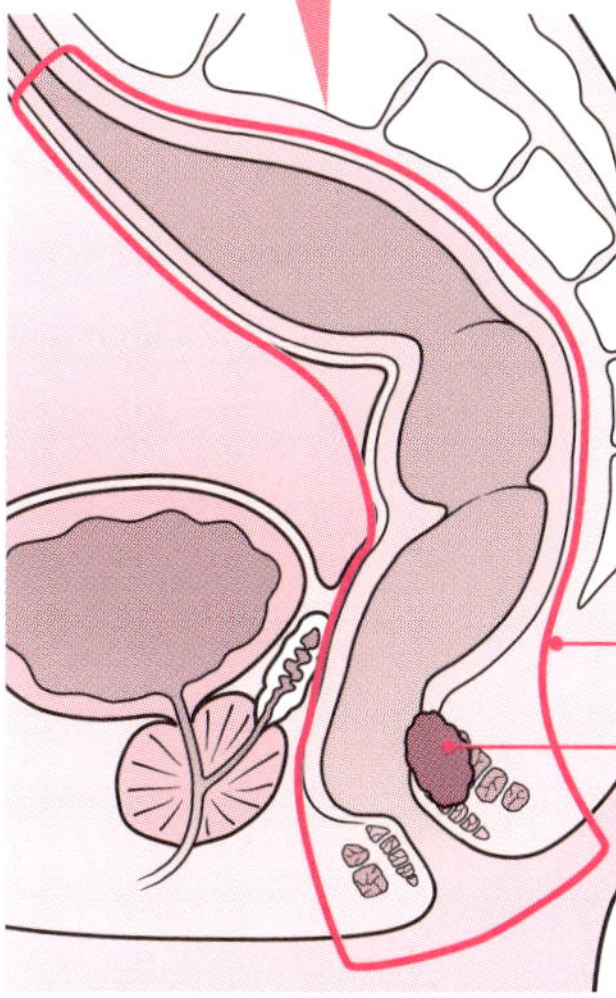
外肛門括約筋も内肛門括約筋も切りとる
切除範囲
がん

直腸切断術

マイルズ手術ともいう。がんが肛門近くにある場合は直腸と肛門を切除し、人工肛門をつくる。

→ 人工肛門をつくる

大腸がん治療の基本は確実にとりのぞくこと

がんが早期で粘膜や粘膜下層の浅い部分にとどまっている場合は、結腸がんでも直腸がんでも内視鏡治療がおこなえる可能性が高く、第一に選択されます。

しかし、粘膜下層の深層やさらに深い部分に浸潤している場合、リンパ節転移がある、あるいは転移が予測される場合は外科治療になります。

直腸がんと結腸がんの外科治療は違う

一般に、結腸がんでは腸が長いため、がんを中心にして二〇センチメートルほど切除して縫合すればよいので、機能的に大きな問題が生じる可能性は低いといえます。

いっぽう、直腸がんは位置的に肛門や排泄などに関わる自律神経、筋肉に非常に近いだけに手術が難しく、後遺症が出る心配もあります。

治療法② 外科治療（結腸がん）

大腸を約二〇センチ切ってつなぐ

結腸がんの外科治療は、直腸がんに比べるとシンプルです。がんがある部分の腸管を切除し、縫い合わせます。

さらに、転移の心配があるので近くのリンパ節もがんといっしょに切除するのが一般的です。

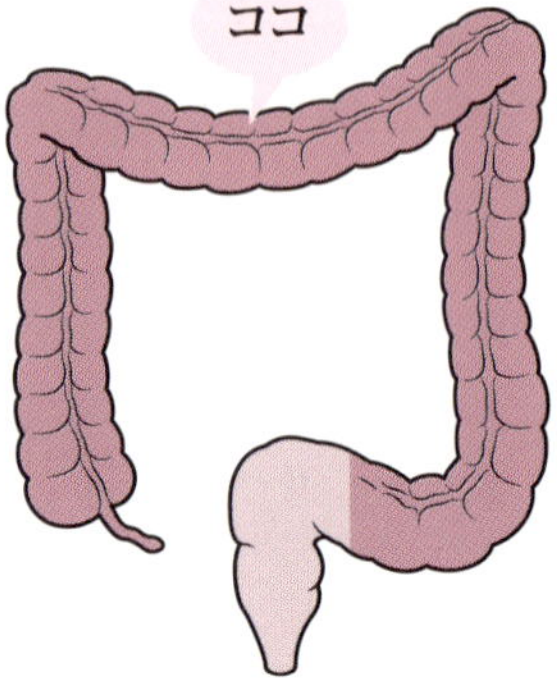

ココ

どんな人が対象？

結腸に進行がんができた

結腸がんでも早期で、がんが粘膜にとどまっている場合は内視鏡治療が選択できますが、浸潤が深いときや進行がんの場合は開腹手術や腹腔鏡手術になります。

●ステージⅠ～Ⅳ

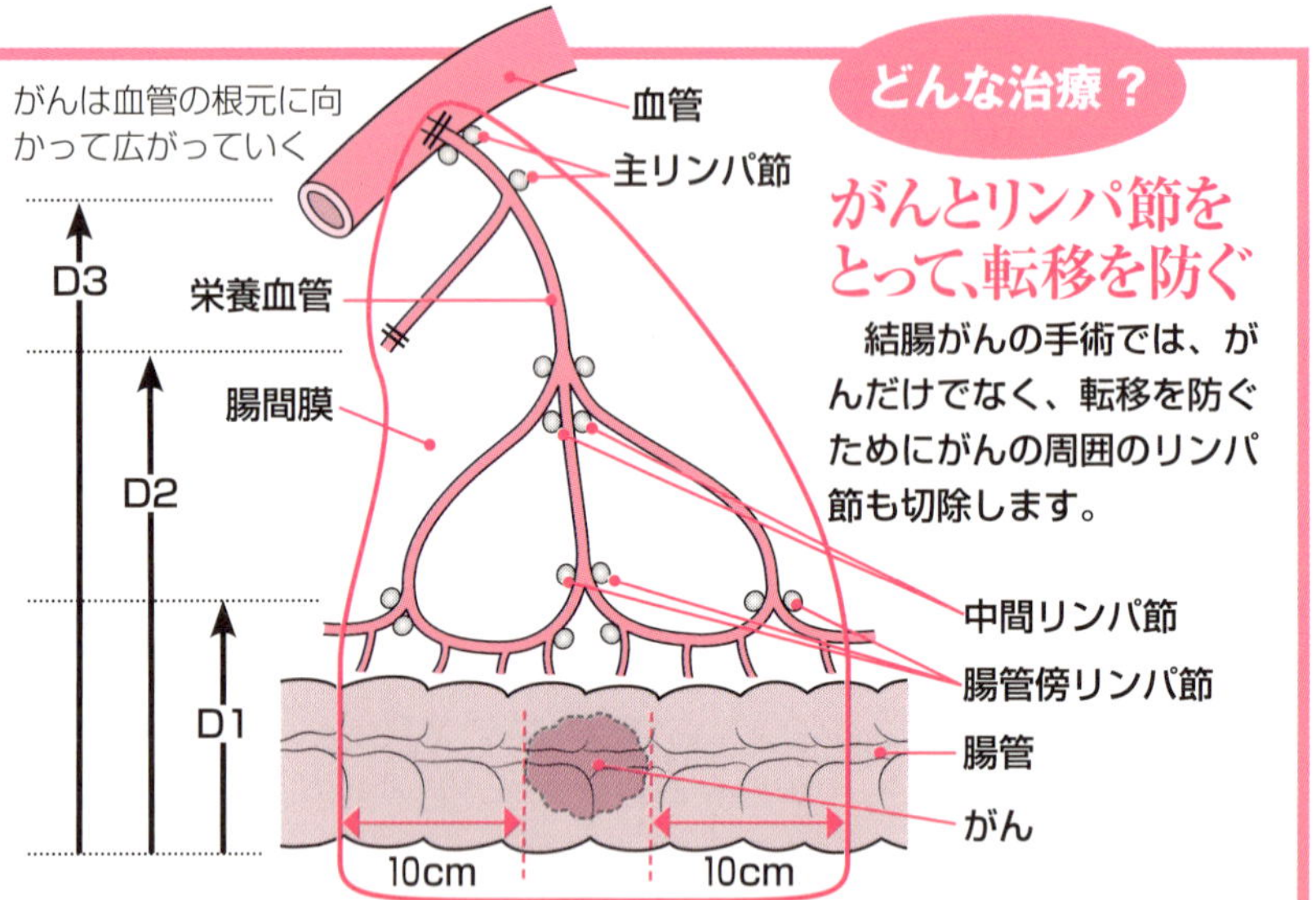

がんは血管の根元に向かって広がっていく
D3
D2
D1
血管
主リンパ節
栄養血管
腸間膜
中間リンパ節
腸管傍リンパ節
腸管
がん
10cm
10cm

どんな治療？

がんとリンパ節をとって、転移を防ぐ

結腸がんの手術では、がんだけでなく、転移を防ぐためにがんの周囲のリンパ節も切除します。

①がんを中心に腸を20cmほど切りとる

がんの両端からそれぞれ10cmほど離れた部分で腸管を切除する。多めに切除するのは、目にみえないがんが残っている可能性があるのでとり残さないため。

②リンパ節も切りとる

周囲のリンパ節を含めて腸間膜を扇形に切除する。D1は腸管近くのリンパ節まで、D2は腸管に流入する血管にそう中間リンパ節まで、D3は栄養血管の根元の主リンパ節まで切ること。

※腸間膜は栄養血管がとおる脂肪の膜
※上図の赤線内はD3郭清の切除範囲

結腸は長いので、二〇センチほど切っても平気

結腸がんもがんが粘膜の浅い位置にとどまっているものは内視鏡治療が可能です。しかし、浸潤が深いとリンパ節転移の心配があり、外科治療が必要です。

外科治療では、がんを中心に腸管を二〇センチメートルほど切除します。結腸は一・五メートルほどあるので、多少切っても機能に問題はありません。

早期がんにおこなうこともある

大腸は、腸壁の深い部分にがんが入りこむと周辺のリンパ節への転移の危険性が高くなります。そのため、固有筋層より深く浸潤している進行がんはもちろん、早期がんでも粘膜下層の深い部分に浸潤しているときは、外科治療をおこない、リンパ節も郭清《かくせい》します。

郭清の範囲は、がんの深達度により、D1~D3の段階で、周囲のリンパ節を切除します。

ポイント

まれに腸閉塞や縫合不全が起こる

結腸がんで問題になる合併症として、腸管を縫合した部分にまれに縫合不全が起こることがあります。また、退院後も腸閉塞の心配があるため、気になる症状があるときは早めに受診します。

入院中は縫合不全に注意

縫合が不完全で、吻合部から内容物がもれ出すことが原因で起こる。炎症や腹膜炎が起こり、痛みなどの症状が出る

→ **軽症** 飲食を中止して、抗菌薬を点滴する

→ **重症** 腹膜炎に至るほど重症の場合は、一時的に人工肛門をつける手術が必要

退院後は腸閉塞に注意

手術により腸管が屈曲したりねじれて癒着が起こると、腸管がふさがり、腸閉塞を起こすことがある

→ 痛みや腹部の膨満感、便やガスが出ないときはすぐに病院へ

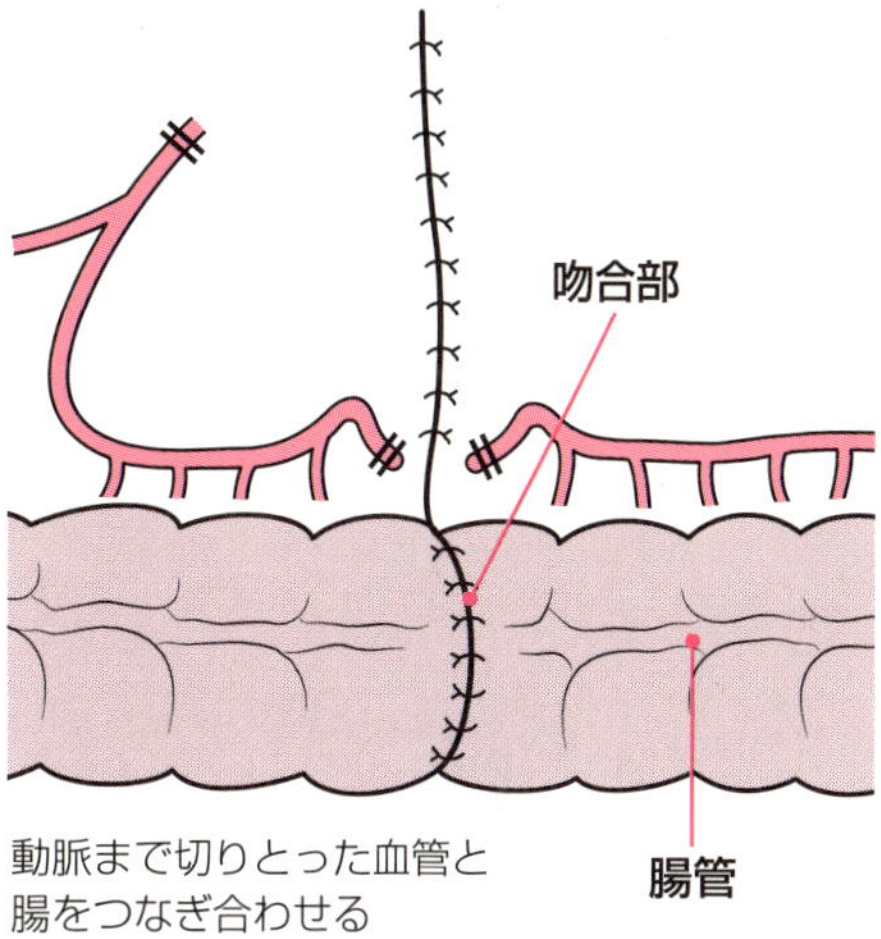

動脈まで切りとった血管と腸をつなぎ合わせる

③腸をつなぎ合わせる

腸管を切除したら、残った部分を縫い合わせてつなぐ。これを「吻合《ふんごう》」という。

治療法③外科治療（腹腔鏡手術）

おなかを開かずに、開腹手術と同様の摘出をする

結腸がんでは、がんの進行度や患者さんの状態によっては開腹手術よりも負担の軽い、腹腔鏡手術が選択できる場合もあります。メリットとデメリット、両方を検討したうえで選択しましょう。

どんな治療？

小さな孔《あな》を開けるだけで済ませる

腹腔鏡手術とは、おなかを大きく切開するのではなく、小さな孔を何ヵ所か開けてカメラと器具を挿入し、モニターでみながら手術する方法です。傷が小さく、患者さんの体への負担が軽いのが特長です。

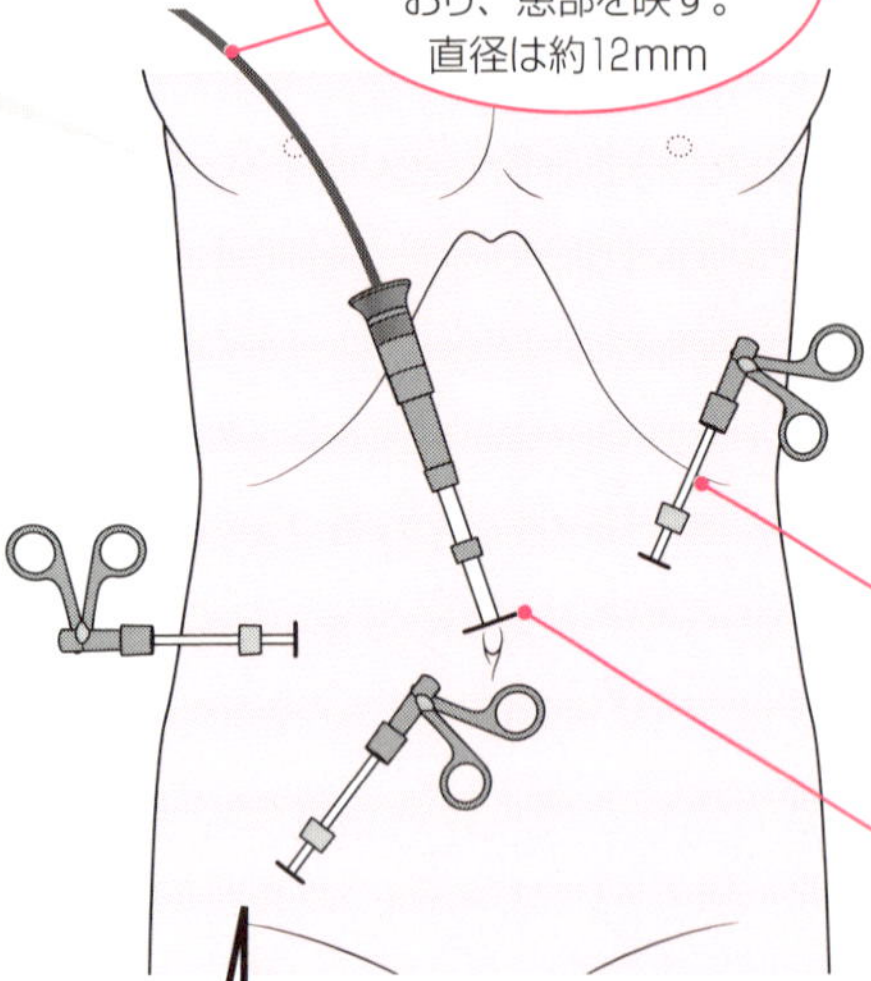

腹腔鏡
先端にカメラが内蔵されており、患部を映す。直径は約12mm
鉗子
患部を挟んだり、切除するための器具。先端に切除用の電気メスがついているものもある
切除のあと、腸をとり出す

鉗子のほかに、電気メスなどの手術器具を用いる場合もある

痛みも少なく、傷跡も小さい

腹腔鏡手術のメリットは、大きく切開しないため、術後の痛みが少なく、傷跡も小さくて済むこと。さらに最近では、孔が１ヵ所だけの「単孔式腹腔鏡下手術」、口や肛門から内視鏡を挿入する「NOTES」という方法も登場している。

従来の開腹手術と比べ、傷跡が小さい

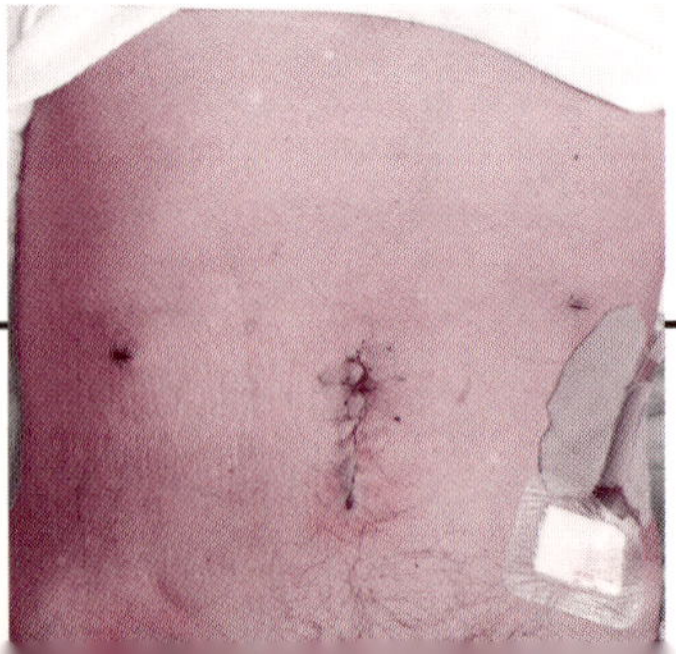

どんな人が対象？

早期の結腸がんで内視鏡治療が難しい場合

結腸がんで病期が０期ながら内視鏡治療が難しい人や、Ⅰ期の早期がんの人が対象です。ただし最近はⅡ～Ⅳ期にもおこなわれています。直腸がんでは高度な技術が必要となり、まだ一般的な方法とはいえません。

●ステージ0～Ⅰ（Ⅱ～Ⅳも）
●結腸がん

①おなかに4～5つの孔を開けて、器具を入れる

鉗子や電気メスなどの手術器具やカメラを挿入するため、腹部に4～5つの孔を開ける。

②腹腔鏡を挿入する

腹部に開けた孔から腹腔鏡を挿入する。先端にカメラが内蔵されており、これで患部を映し出す。映像はモニターで確認できる。

③大腸を腹膜からはがす

大腸を鉗子でつかみ、腹膜を切り開いて、大腸と引き離す。そして通常の手術と同じように、リンパ節を血管といっしょに切除する。

④がんを切除し、腸をつなぎ合わせる

がんがある部分を中心に前後10cmほどを切除し、残った腸を吻合する。なお、手術の所要時間は通常の開腹手術より技術的に難易度が高いため長め。2～5時間が目安。

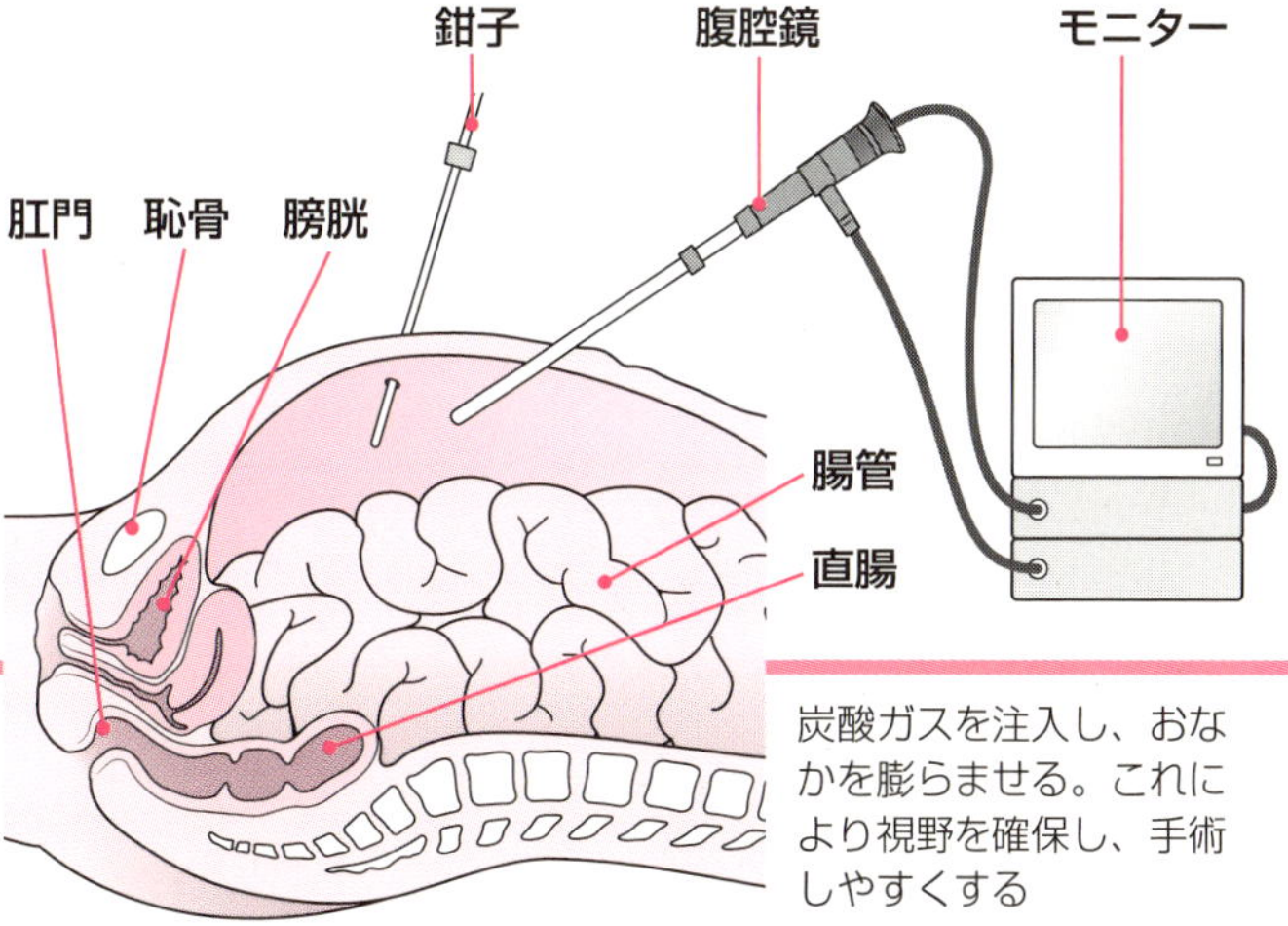

炭酸ガスを注入し、おなかを膨らませる。これにより視野を確保し、手術しやすくする

回復も早く、合併症も少ない

大腸がんの手術は以前はほとんどが開腹手術でしたが、近年は腹腔鏡手術が非常に増えています。

理由は、痛みが少ないなど患者さんの体への負担が開腹手術に比べて格段に少ないこと。そして、大きく切開しないので術後に癒着や腸閉塞などの合併症のリスクが少なくて済むことが挙げられます。

ただ、がんの位置や進行度、患者さんの肥満度、開腹手術歴などによりできないこともあります。

ポイント

医師とよく相談し、納得したうえで受ける

手術を受けることになったら、手術の方法やメリット・デメリット、合併症の有無など、疑問点を主治医に確認します。

なお、腹腔鏡手術はがんの進行度を含め、適用外条件（高齢であることなど）がガイドラインで定められています。また、高度な技術が必要な手術法なので、こうした点をよく理解し、選択することが大切です。

治療法④補助療法

手術に化学療法を組み合わせ、治療効果を補う

大腸がんの治療では手術が基本ですが、手術の効果を高めるために、抗がん剤や放射線などを使用する補助療法をおこないます。手術の前におこなう場合は術前療法、手術の後におこなう場合は術後療法といいます。

化学療法と化学放射線療法

補助療法には、大きく分けて2つあります。抗がん剤を用いる化学療法と、化学療法と放射線療法を併用した化学放射線療法です。ここでは術後の化学療法を説明していきます。

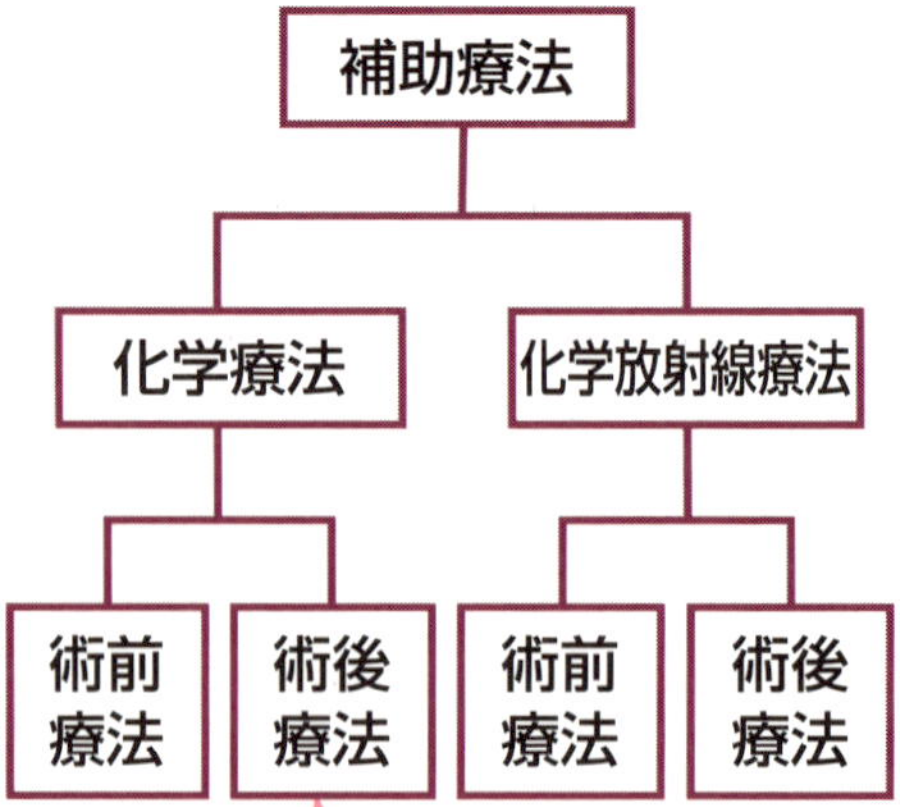

補助療法
化学療法
化学放射線療法
術前療法
術後療法
術前療法
術後療法

どんな治療？

主に2つの目的で手術後に薬を使う

手術後に補助療法をおこなう場合、目的は2つあります。まず、再発の予防。進行度によって、再発の危険性がある場合です。もうひとつは、手術でがんがとりきれなかった場合に、大きくなるのをおさえること。手術ではできるだけがんをとりのぞきますが、目にみえないがん細胞が残っている場合があります。

薬の種類

大腸がんで使うのは、主に抗がん剤。最近では分子標的薬を組み合わせて使うこともある。

薬の使い方

いくつかの抗がん剤を組み合わせて使う。6ヵ月間おこなうのが一般的。

薬の作用

がん細胞の増殖をおさえてがんを小さくしたり、進行を遅らせたりする。分子標的薬はがん細胞の増殖に関わる部分に働く。

抗がん剤の例

一般的な例

カペシタビン、ティーエスワン、ユーエフティ＋ホリナートの経口抗がん剤を、単独で、または組み合わせて使う

ステージⅢｂの例

フォルフォックス（フルオロウラシル、レボホリナート、オキサリプラチンの組み合わせ）

※化学療法には、ここで解説している補助化学療法のほかに、肝転移・肺転移などを有する進行がんや再発したがんに対する化学療法があります。進行・再発例では、分子標的薬を含む3～4種類の薬を組み合わせた全身化学療法が、一定期間実施されます。

どんな人が対象？

再発リスクが高い人に効果が出る

進行したがんの場合、手術でがんを切除してもリンパ節転移があると再発のリスクが高くなります。そこで、こうした再発リスクが高い人に対しておこなわれます。

- ●ステージⅡで再発の可能性が高い
- ●ステージⅢ

ステージⅡの一部とⅢの手術 ＋ 術後化学療法
↓
再発リスクを下げる

手術後に半年間の化学療法をおこなう

外科治療の補助として、術前か術後に補助療法をおこなうことがあります。Ⅱ期で再発のリスクが高い場合やⅢ期の場合は、術後に補助療法をおこないますが、抗がん剤を用いる化学療法が主流です。

術後化学療法は、手術後に時間が経過しすぎては効果が弱まるため、術後四～八週以内にはじめます。期間は患者さんによって異なりますが、原則として六ヵ月間です。最近では、外来でおこなえるようになっているので、二～三週ごとに通院するだけで済みます。

投与中に副作用が現れたら、医師の指示を守って対処します。

ポイント

副作用への対処法を知る

術後化学療法の副作用は比較的少なく、あまり心配はいりません。副作用があっても、ほかの薬などで対処できるようになっています。主治医に相談しましょう。

下痢
フルオロウラシルの副作用でもっとも多い。ひどいときは下痢止めや整腸薬、輸液などで治療する

食欲低下
軽い吐き気や貧血で、食欲が低下する。重症の場合には嘔吐も。症状によっては薬を使用する

手足症候群
カペシタビンを使用した場合の副作用。手や足の指が赤くなったり、皮膚がはがれたりする。軟膏やビタミンB_6の内服で対処する

下痢がひどいときは、常温か温かい飲み物で水分補給を

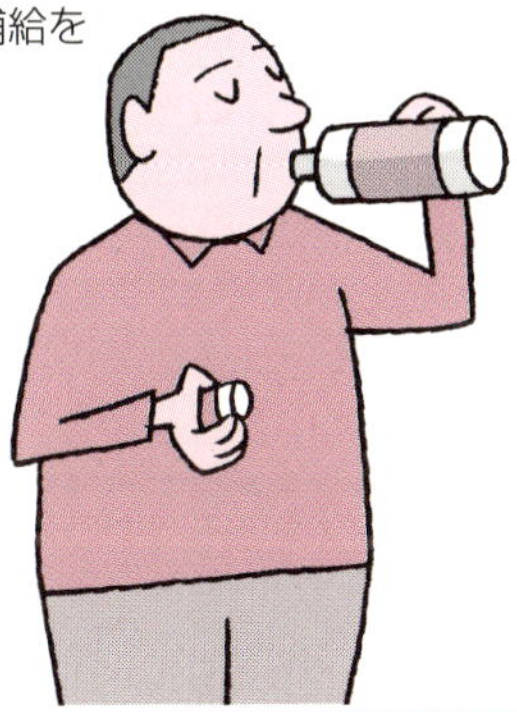

治療法⑤内視鏡治療

早期がんに向く、おなかを切らない治療法

内視鏡治療とは、おなかを切らず、肛門から内視鏡を挿入して治療する方法です。大腸がんの治療法のなかでも患者さんの体への負担がもっとも軽い方法ですが、おこなえるのは早期がんの人です。

リンパ節転移がないがんが主な対象

内視鏡治療の対象は、以前のガイドラインでは病変の最大直径が二センチメートル未満でしたが、現在では大きさは問いません。ただし、がんが粘膜内か粘膜下層への軽度な（一ミリ以内の）浸潤にとどまっており、リンパ節転移がないものが対象です。

二〇一二年に保険が適用されたESD

内視鏡治療の方法には、「ポリペクトミー」「EMR（内視鏡的粘膜切除術）」「ESD（内視鏡的粘膜下層剥離術）」の三つがあります。ESDは二〇一二年に健康保険が適用になった新しい方法で、二～五センチメートルの大きさのがんにおこなえます。

どんな治療？

内視鏡をお尻から入れて治療する

内視鏡治療とは、肛門から内視鏡を挿入し、モニターで患部を確認しながらがんを切除する方法です。開腹せずに治療できるので、患者さんへの負担が非常に軽い治療法です。

①内視鏡を入れる

内視鏡を肛門から挿入する。内視鏡の先端にはカメラのほか、鉗子や切除用の器具も内蔵されている。麻酔の有無は人によって異なる。

②腸をモニターに映し出す

内視鏡のカメラでとらえた映像はモニターに映し出される。これをみながら、がんを確認する。

③がんを切りとる

がんを切除する方法は、ポリペクトミー、EMR、ESDの3つ。がんのタイプ、大きさによって適した方法でおこなわれる。

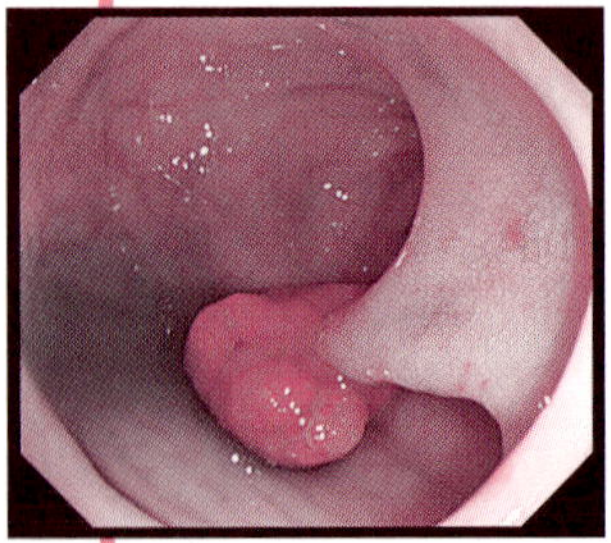

粘膜の上にきのこ状のポリープ（がん）が発生しているのを確認できる

どんな人が対象？

早期がんをはじめ、体力不安や持病がある人

内視鏡治療は、ガイドラインの変更により0～Ⅰ期の早期がんであれば、大きさは問いません。また、高齢による体力不足や心臓の持病などの理由で、外科治療ができない人も対象になることがあります。

- ●ステージ0～Ⅰ（粘膜下層の浅層）
- ●大きさは問わない

ポイント

内視鏡治療後に外科治療をおこなうことも

切除したがんの病理検査でがんが粘膜にとどまっており、切除した切り口にがんがないときは終了です。しかし、粘膜下層にがんが浸潤し病理検査の結果でリンパ節転移の危険性がある場合は、根治を目指して手術に踏みきることもあります。

治療後病理検査 →

リンパ節転移の可能性
- ●切除した腫瘍が悪性度の高い低分化腺がんなどである
- ●がん組織内の血管やリンパ管の中にがん細胞が認められる
- ●粘膜下層の深い部分（1mm以上）まで浸潤している
- ●がん先進部の簇出《ぞくしゅつ》（がんが深部で浸潤性に広がる状態）である

可能性なし → 定期検診

可能性あり → 手術

3種類の切除法

2cm未満のがん

ポリペクトミー

主にきのこ状に隆起したタイプの病変におこなわれる。スネアという金属製の輪をがんの茎の部分にかけ、徐々にスネアを締め、高周波電流を流して茎を焼き切る。

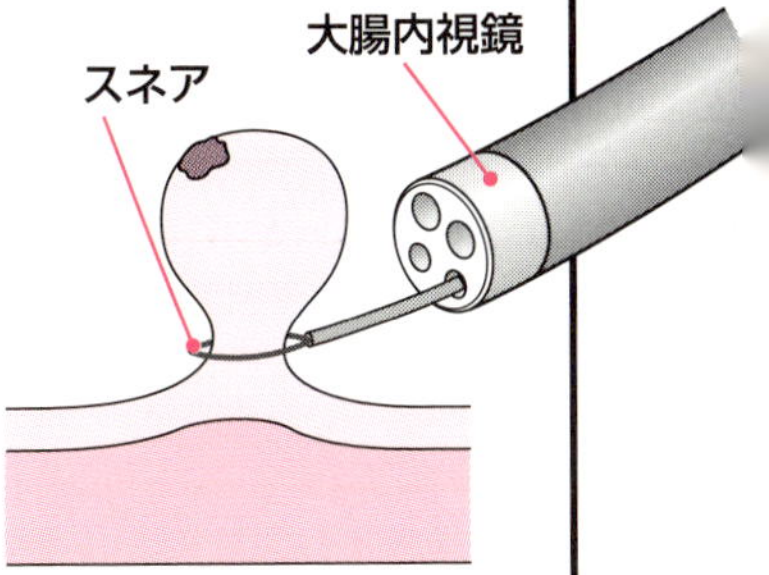

大腸内視鏡
スネア

がんの根元にスネアをひっかける

2cm未満のがん

EMR

主に平坦な表面型のがんや、大きくて茎のないがんにおこなわれる。内視鏡先端から生理食塩水かヒアルロン酸ナトリウムを粘膜下層に注入して盛り上げ、スネアをかけて輪を締め、高周波電流で焼き切る。

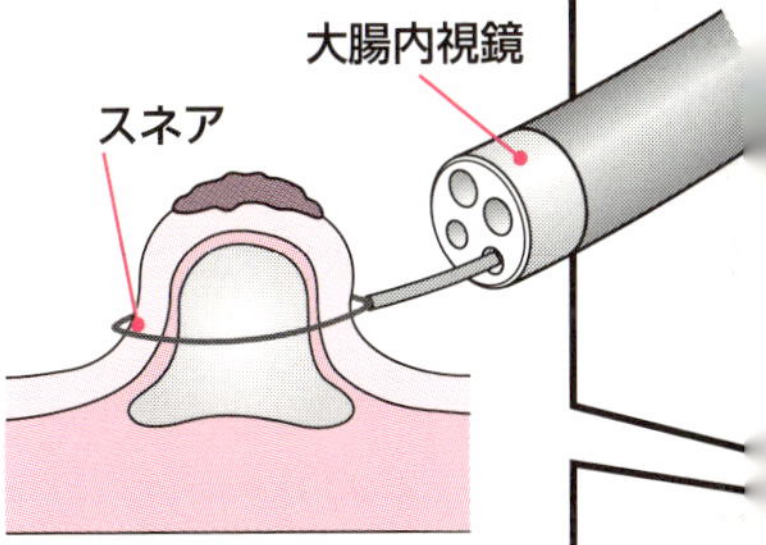

大腸内視鏡
スネア

生理食塩水も内視鏡器具から注入する

2cm以上のがん

ESD

2cm以上あり、EMRでは一括で切除できないものにおこなわれる。がんの周囲、粘膜下層にヒアルロン酸ナトリウムを注入して盛り上げ、専用の高周波ナイフで病変周囲を切開して、粘膜下層をはがす。

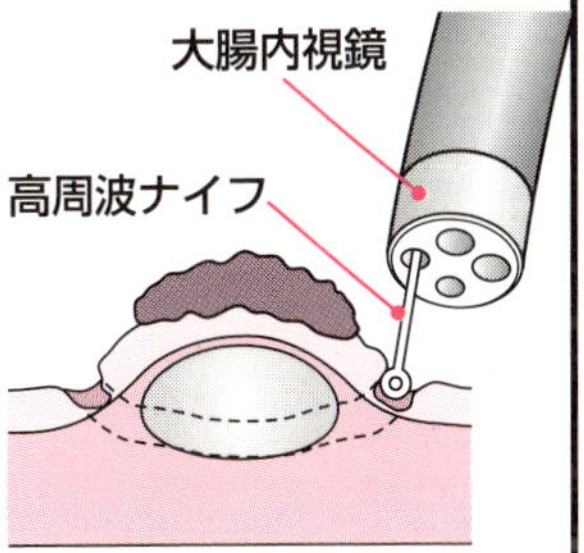

大腸内視鏡
高周波ナイフ

粘膜は焼いても元に戻る

「リンパ節転移の可能性」は高橋慶一著『大腸がんを治す本』（法研）をもとに作成

治療法⑥最新治療

ロボット手術などの先端医療も利用できる

がんの治療法は日々進歩しています。とくに、患者数が増えている大腸がんではさまざまな新しい治療法が試みられています。どこでも受けられるものではありませんが、注目の治療法をいくつか紹介します。

最新の内視鏡治療

大腸ステント

負担の少ない方法で腸閉塞を防ぐ

大腸がんでは、がんによって腸がふさがり、腸閉塞を起こすことがある。このようなとき、従来は一時的に人工肛門で対処していたが、患者さんの負担が大きいものだった。そこで、登場したのが、大腸ステント。閉塞している大腸にステントを挿入して狭窄を広げる方法。内視鏡でおこなう。

閉塞がなくなり、経口摂取、自然排便ができるようになる。全身状態を改善しつつ、大腸の検査を進め、通常の大腸がんの手術が安全におこなえるようになる。

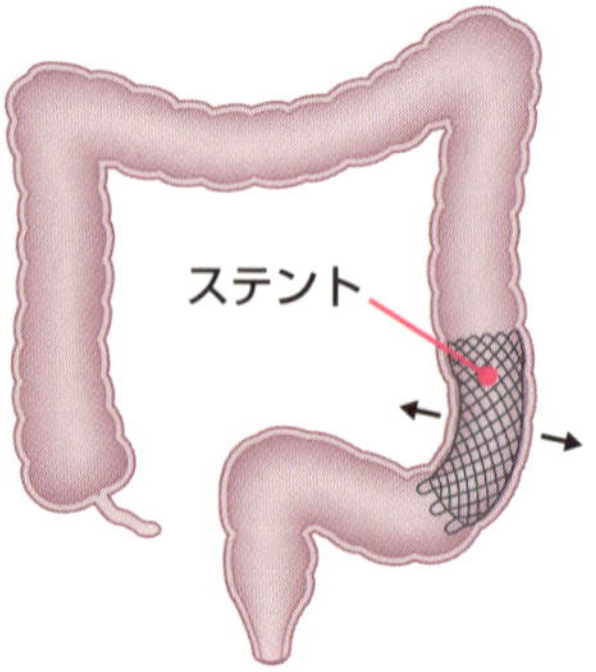

大腸に挿入するとステントが広がる

最新の外科治療

括約筋間直腸切除術（ISR・ESR）

筋肉を切りながら、肛門機能を温存する

下部直腸がんや肛門付近のがんの手術で、できるだけ肛門を温存するための方法。がんが粘膜下層までにとどまるものに限定される。排便に関わる肛門括約筋のうち、外肛門括約筋を残すISRと、内肛門括約筋だけでなく外肛門括約筋まで切除するESRがある。

究極の外科治療

骨盤内臓全摘術

広範囲に浸潤したがんを一塊にして摘出する

がんが膀胱や前立腺に広範囲に浸潤している場合に直腸と膀胱および前立腺（女性では子宮、両側付属器）を一塊にして切除する方法。人工肛門と人工膀胱（回腸導管）をつくって、便と尿を排出する必要がある。

最新の補助療法

重粒子線治療

がんのみを狙い撃ちする放射線治療

重粒子線は従来の放射線療法と違い、がん細胞だけを狙い撃ちできるため、周囲にある消化管や膀胱などの臓器、組織への影響が少ないのが特長。また、X線や陽子線では効果がないがん細胞にも強い効果がある。とくに直腸がんの骨盤内の局所再発治療で効果を上げている。

最新の腹腔鏡手術

ロボット支援手術

人の手より細かい動作が可能になっている

ロボット支援手術とは、術者がカメラで映し出された画像をみながら、サージョンコンソールと呼ばれるボックス内に設置された手術器具を使って手術を進める方法。術者の手の動きがそのままロボットの動きになる。さらに、人の手ではできない動きも可能で、また顕微鏡的な手技もおこなえる。直腸がんの手術に適している。

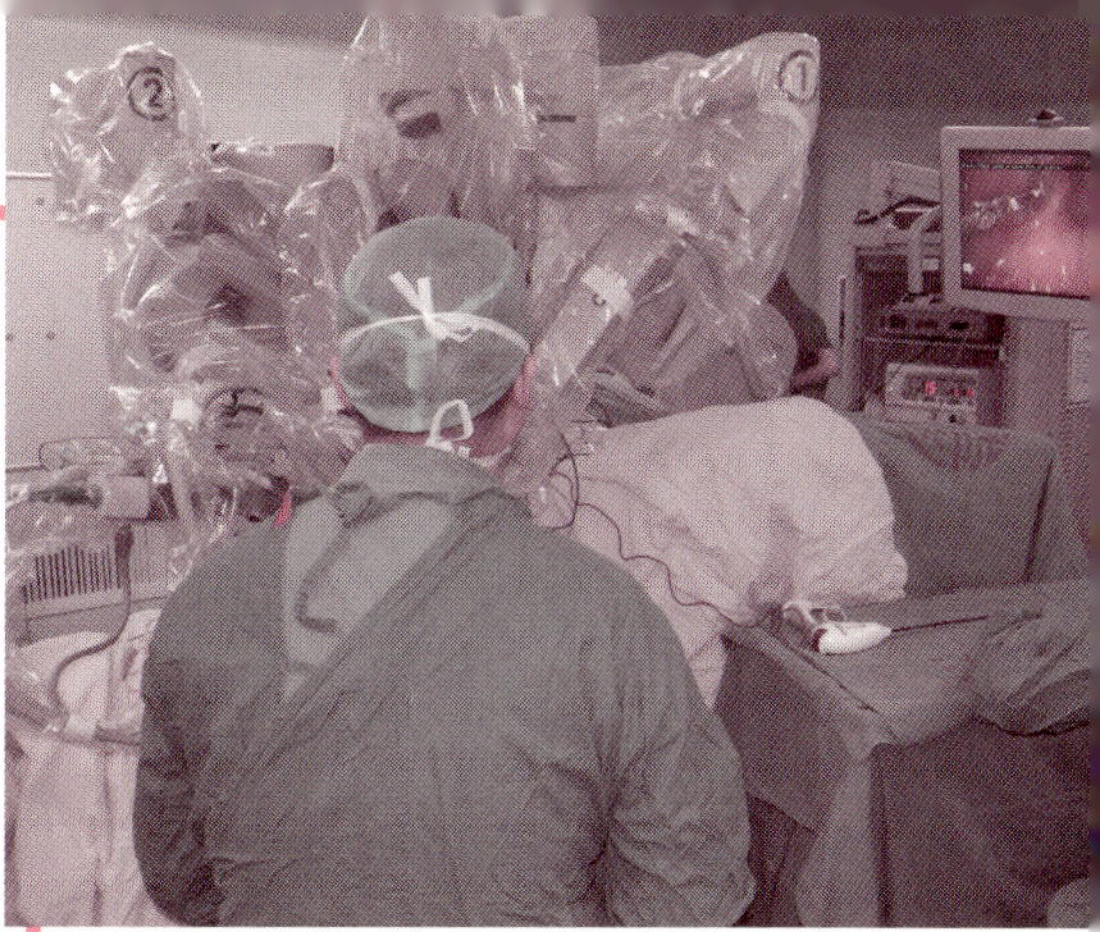

モニターに映して治療を進める

負担の少ない「低侵襲医療」が増えている

近年の医療は、できるだけ患者さんの体に負担の少ないもの、つまり「低侵襲医療」が求められるようになっています。それはがん治療においても同様です。

そのため最新の治療法には、効果が高いだけでなく患者さんの苦痛がなるべく少ないもの、また、治療後の生活の質が保たれるものが多く登場しています。

ただ、新しい治療法であるため、どこでも誰でも受けられるものではありません。またそれぞれに適応の条件があり、希望しても必ずしも受けられるとは限りません。

これらの最新医療を試してみたいときは、まず主治医に相談してみることが大切です。

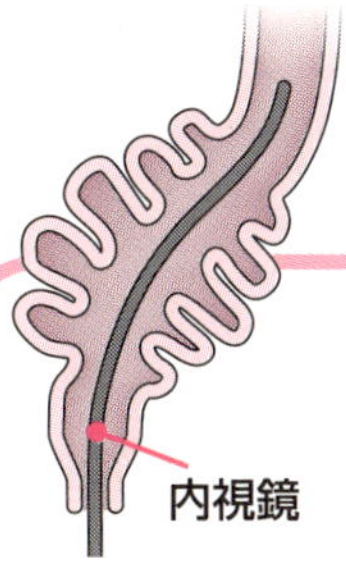

とおる道が短いと内視鏡もとおりやすくなり、腸壁にあたらない

痛みの少ない内視鏡ストレート法

S状結腸は周囲に固定されていないので、内視鏡をとおす際には、空気を入れて内腔を広げながら挿入していました。挿入時に痛みが起こりがちでしたが、新たな方法が考案されました。

まず腸内の空気を抜き、S状結腸を少しずつたたんで短くし、内視鏡をとおしたあとで空気を入れて伸ばします。ストレート法（軸保持短縮法）という方法です。これによって、内視鏡挿入時の痛みが少なくなりました。

ポリープができやすい人は発がんもしやすい？

大腸ポリープは多くの人にみられますが、そもそも「ポリープ」とはどんなものなのでしょう？　そこがわかれば、対処のしかたもわかります。

がんになるポリープとがんにならないポリープがある

ポリープとは、胃や腸などの粘膜にできる突起物のこと。きのこ状の「有茎性」がよく知られていますが、「無茎性」やその中間の「亜有茎性」などがあります。これらのポリープが、すべて悪性かというとそうではありません。

確かに、ポリープには早期がんが含まれていることもありますが、良性の腫瘍が多いのも事実です。ただ、ポリープで一センチメートルを超える大きさのものは、がんになりやすいことがわかっています。

また、一センチメートル以下でもがんになる可能性はゼロではありません。そのため、内視鏡検査で発見されたときは予防的に切除するか、定期的な検査で経過を見守ることが大切です。

なかには、がん化する可能性が非常に高いものもあります。盲腸から直腸にかけて無数のポリープができる「家族性大腸腺腫症（家族性大腸ポリポーシス）」です。遺伝子変異が原因の病気で、放置するとがん化し、四〇歳代までに約半数ががんを発症します。

なお、日本人の大腸ポリープの増加には食生活の欧米化、とくに食物繊維不足が関係しているといわれています。

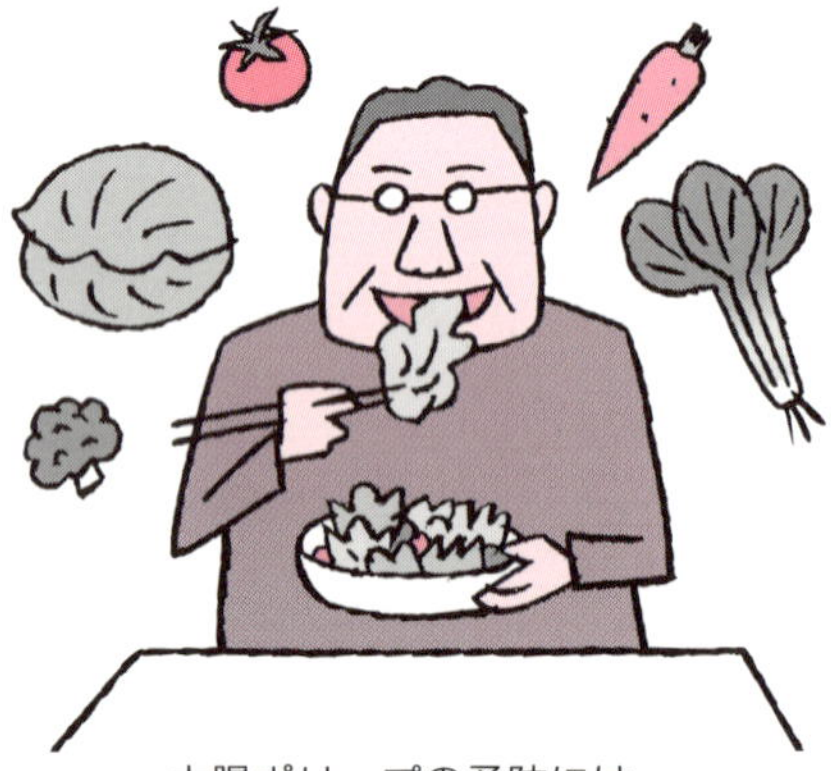

大腸ポリープの予防には、食物繊維不足を解消しよう

ポリープ以外にもがんに関わる大腸の病気がある

大腸がんに関係するのは、ポリープだけではありません。ごくまれですが、潰瘍性大腸炎のような炎症性疾患からがんが発生することがあります。また、数年もの長期にわたる難治性の痔瘻《じろう》もがん化しやすいといえます。

2
手術後の生活を考えて治療法を選ぶ

治療法の選択は病気の進行度をベースとしておこないますが、
なにより決め手になるのは再発・転移を防ぐ安全性と
術後の生活の質、つまりQOLの維持です。
自分のライフスタイルや希望を医師に伝え、
よく話し合って決めましょう。

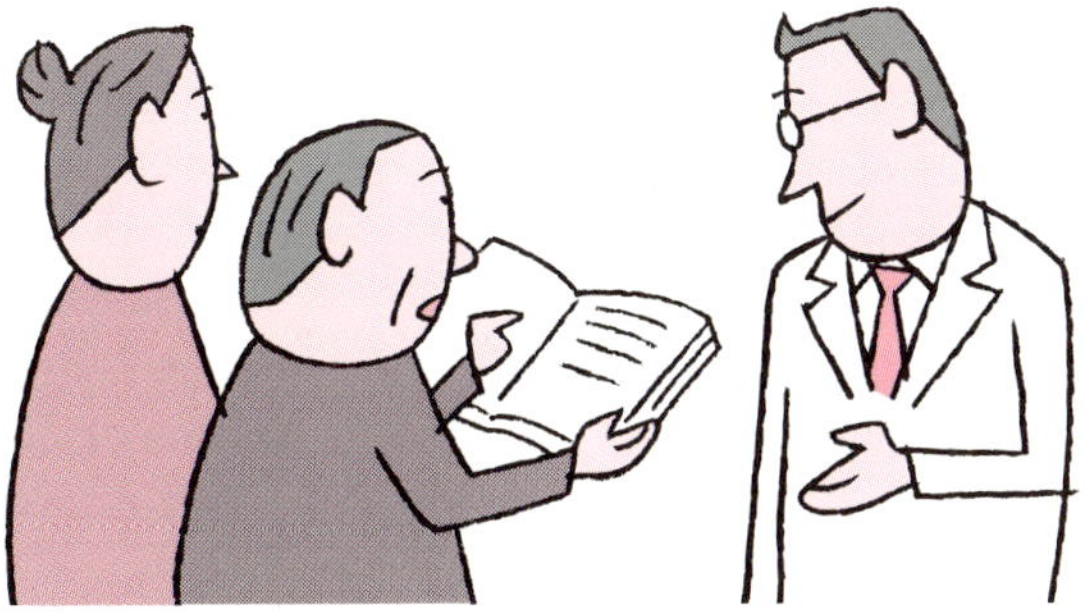

ストーリー

治療法に不安を感じ、セカンドオピニオンをとった

プロフィール

直腸がんと診断されたAさんは、手術が必要であると主治医に言われました。ただ、その手術を受けると肛門機能を残せないため、人工肛門になります。Aさんは、このことに強い不安を感じました。

1 主治医から再発・転移を予防し、完全にがんをとりきるには、直腸と肛門を切除する手術がよいと提示されました。

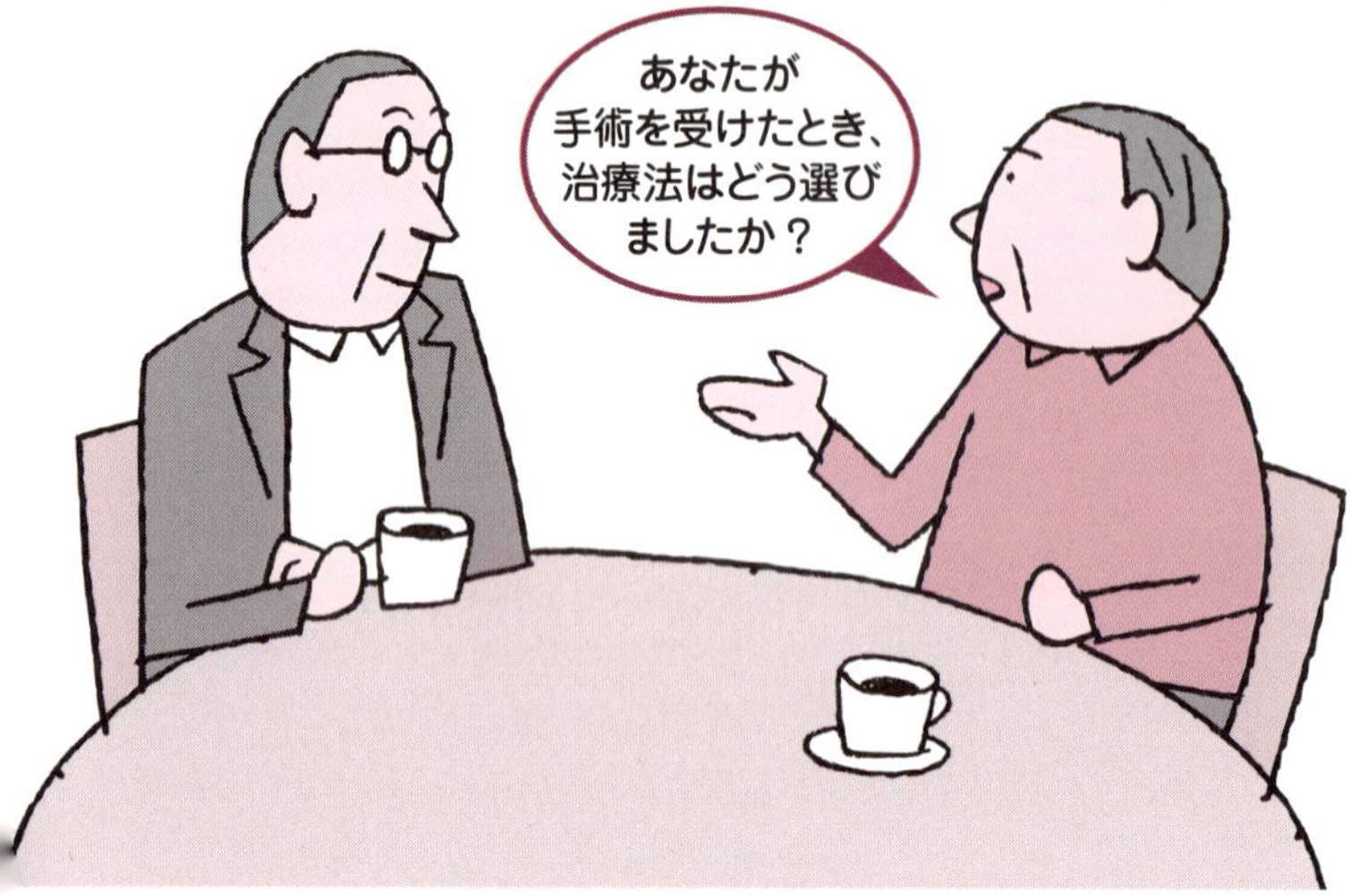
あなたが
手術を受けたとき、
治療法はどう選び
ましたか？

治療法について友人に相談したところ、セカンドオピニオンをとってみることをすすめられた

2 自分でも大腸がんの本を買って読んだり、インターネットで治療法についていろいろと調べてみたりしました。すると、肛門機能を温存できる手術法があることを知りました。

3 別の治療法を選択できないのか、Aさんは主治医に質問することにしました。聞きたいことや不安なことをノートに書き出して、受診日に備えました。

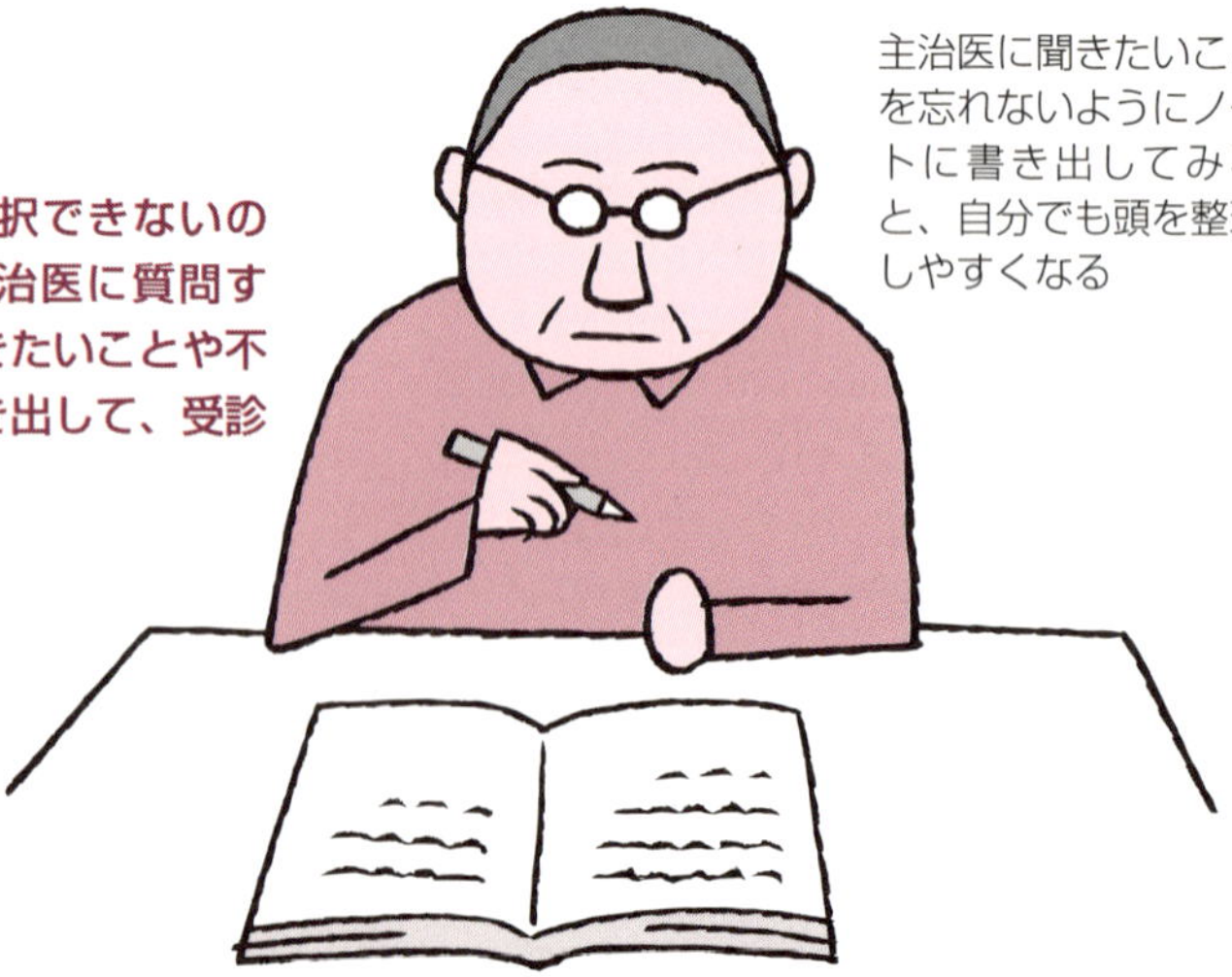

主治医に聞きたいことを忘れないようにノートに書き出してみると、自分でも頭を整理しやすくなる

POINT

セカンドオピニオンをとる前に、疑問点はまず主治医に聞く。主治医の説明に納得しきれないときにはじめてセカンドオピニオンを検討する。（38ページ参照）

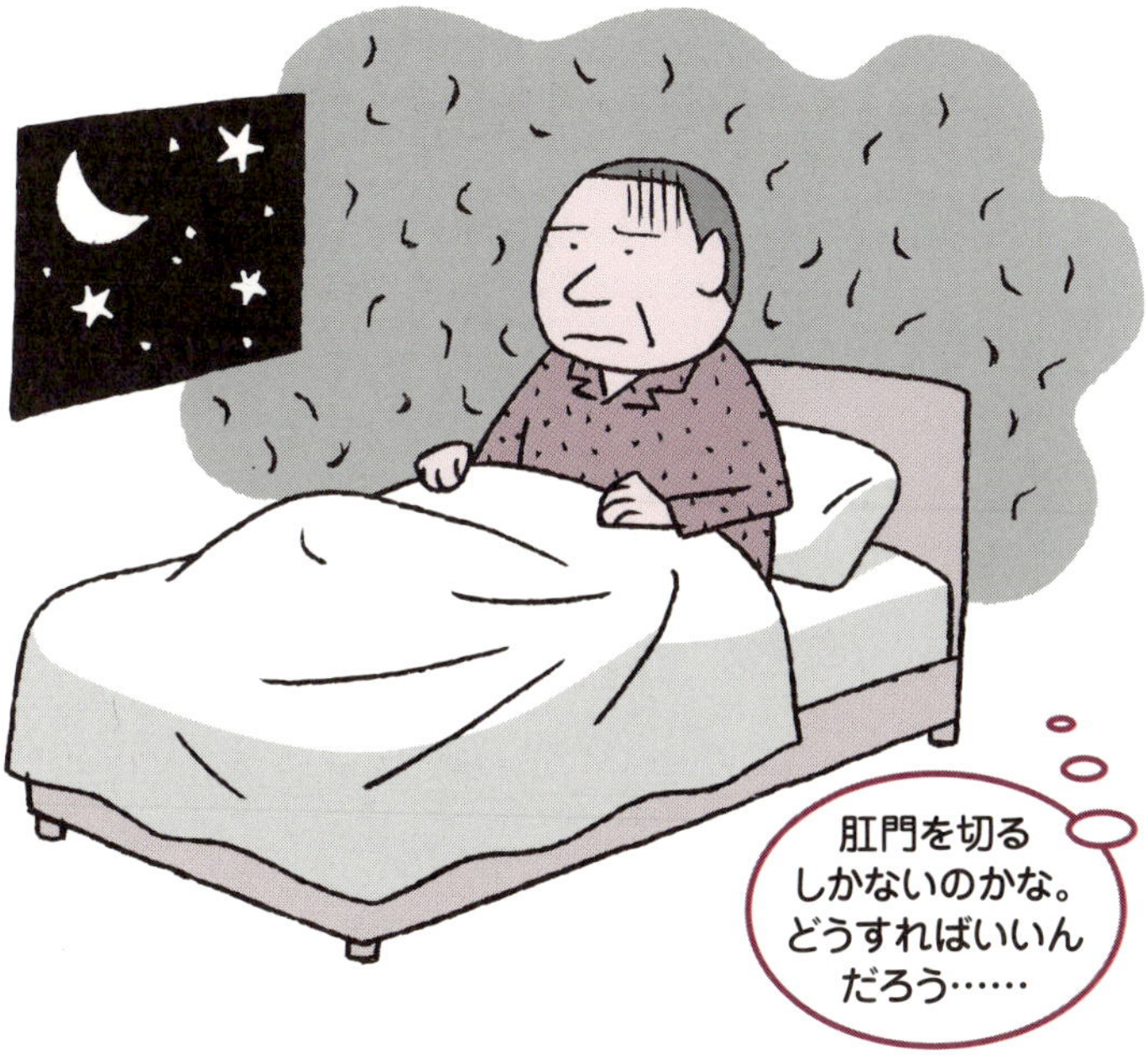
肛門を切るしかないのかな。どうすればいいんだろう……

4 手術や人工肛門になることを考えると不安でいっぱいになり、夜も眠れなくなることがありました。がんの宣告と人工肛門にダブルでショックを受ける人も多く、Aさんの悩みはもっともです。

POINT

直腸がんは治療法が多く、患者さんはどれを選択すればよいのか迷いがち。がんを確実に切りとることが第一だが、安全面や術後のQOLも考える。（36ページ参照）

Aさんのように、どの治療法を選択すればよいのか迷う患者さんは少なくない

5 悩んだ末、Aさんは思いきってセカンドオピニオンをとることにしました。自分で医師を探し、主治医にも報告して必要な書類と検査画像などをそろえてもらい、受診しました。

6 セカンドオピニオンをとった結果、肛門機能を残す手術が受けられる可能性があることがわかり、選択肢が2つになりました。そこで、この結果をもとに主治医と改めて話し合いをすることにしました。

治療法の選択で迷う患者さんが多いのは事実。ただ、どの治療法でもメリットとデメリットがある。それを一つひとつ理解したうえで、自分が納得できる方法を選ぶようにしたい。

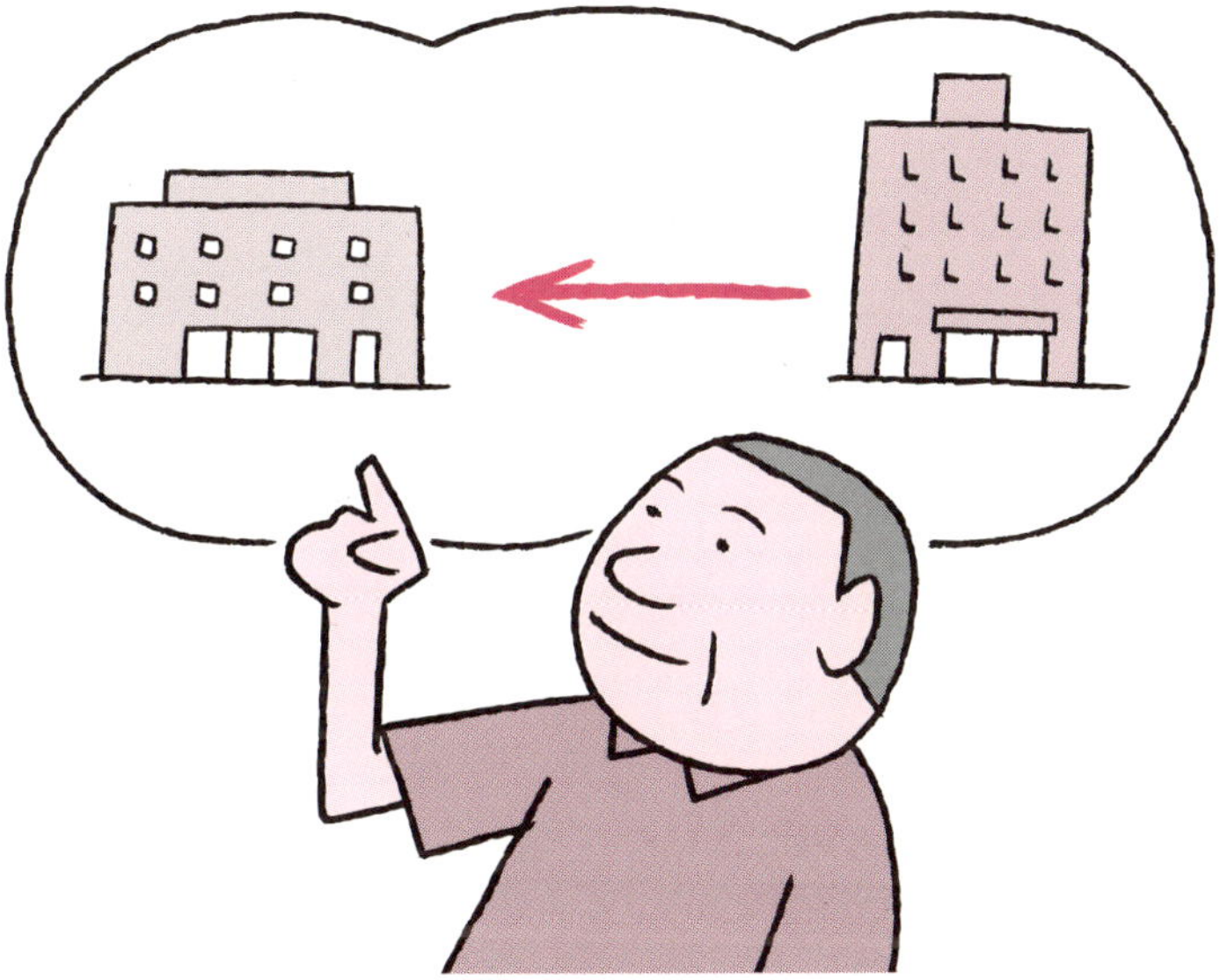

主治医に書いてもらった紹介状を持って、別の病院へ。セカンドオピニオンをとったら、主治医に報告する

治療法の選び方

必ずしも基本方針で治療法が決まるわけではない

大腸がんの診断がついたら、医師と相談して治療方針を決めます。診断から手術までの期間に、納得いくまで話を聞いて決めるようにします。

ガイドラインはあくまでも目安

診断が確定したら、外科治療か内視鏡治療かといった治療法を決めますが、すぐに決定する必要はありません。手術の順番待ちなどもあり、考える期間があります。

大腸がんでは治療法選択のガイドラインがありますが、これはあくまで目安です。がんを確実にすべてとりさることが重要ですが、がんの状態や患者さんの年齢、体力、持病などによって、目安とは違う治療法になることもあります。また、主治医によって治療法の選択基準が変わることもあります。

どうしても決めかねるときは、セカンドオピニオンをとり、参考にするとよいでしょう。

診断後1ヵ月くらいで決める

医療機関にもよりますが、診断確定から手術までは2週間から2ヵ月ほど待ちます。その間に治療法をどうするのか決めます。

診断
精密検査によって診断が確定する。それをもとに患者さんに病状を説明する

治療法の説明
診断後、どの治療法が選択できるのか医師から説明される。よく聞いて検討する

待機期間

一定期間、待つのが一般的
医療機関の規模などにもよるが、手術の順番待ちで１ヵ月ほどの猶予があることが多い。この間、疑問や不安があれば主治医に相談する。

すぐに手術といわれる場合も
医療機関によっては診断確定から１週間程度で手術をおこなうところもある。また、腸閉塞が起こって緊急手術になることもある。

手術
一般的には、診断から２週間〜２ヵ月後におこなわれる。１ヵ月ほどあとの実施が多い

統一見解のないポイントもある

大腸がんの治療選択については、学会によるガイドラインがもうけられていますが、そこに当てはまらない症例もあります。がんの数や位置など条件が複雑になった場合、医師によって治療方針が異なることがあります。

がんの数

がんが複数ある場合、できた部位やがんとがんの間の距離によっては、治療選択に迷うことがある。

がんの大きさや位置

がんが大きくて周囲とくっついていたり、肛門に近い場合など、切除の難しい状態の場合には、進行度にとらわれず、治療法を柔軟に選択する。

年齢や体力

患者さんの年齢や体力によっても選択できる治療法が変わる。また、持病の有無も影響する。

治療ガイドライン

ガイドラインに示されているのは、基本的な目安にすぎない。必ずしもそのとおりに選択されるとは限らない

患者さんの体力やがんの詳細な位置関係など、ガイドラインで規定されていない部分は主治医が考慮する

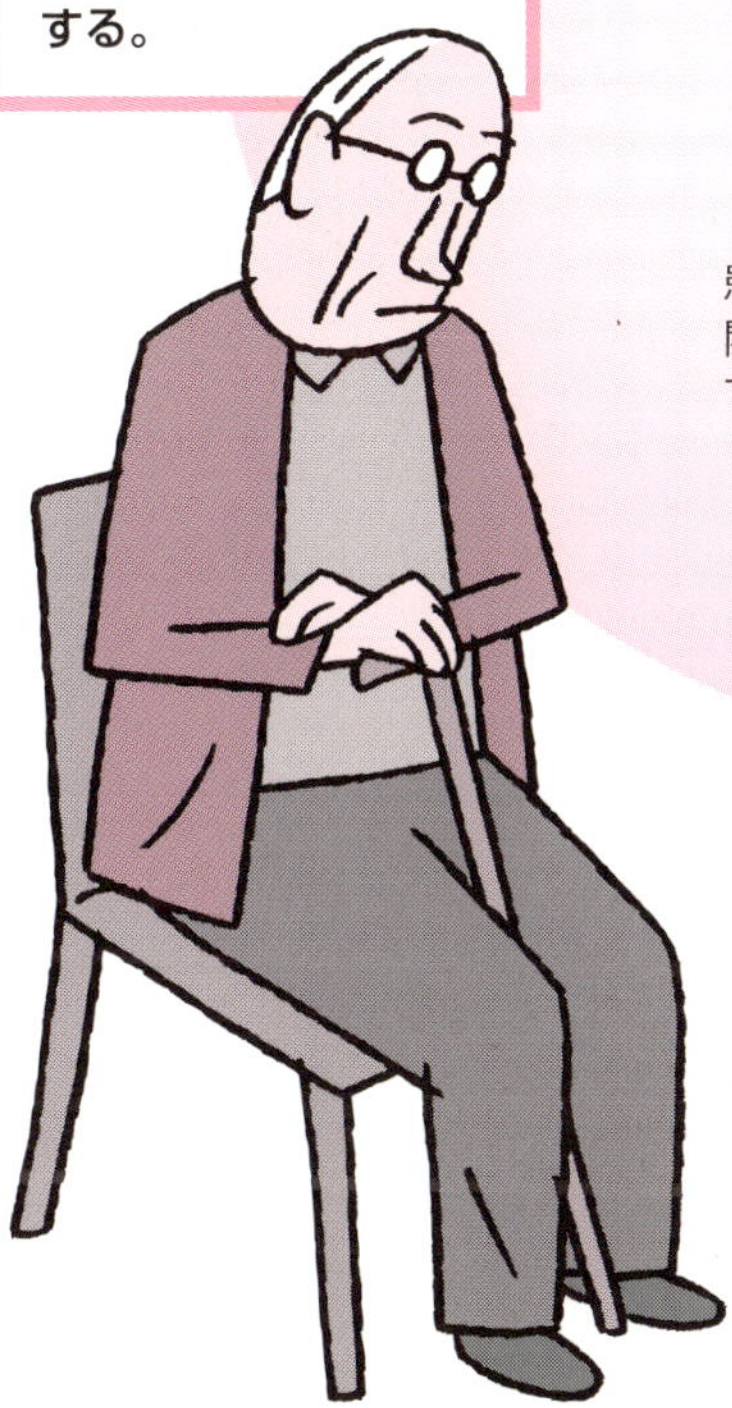

高齢で外科治療が難しいときは、内視鏡治療を選択することもある

医師に聞きたいこと

- がんの進行度（深さやリンパ節転移の有無など）
- どの治療法がベストで、その治療を受けることでどんな影響があるか
- ほかに選択できる治療法はあるか
- ほかの治療法との比較のポイント
- 術後の生活の変化について

治療法の選び方

とくに肛門機能の温存には本人の意向も反映される

直腸がんでは肛門を切除することがあるため、多くの患者さんにとって肛門機能を残せるかどうかが最大の関心事になります。治療選択でも患者さんの意思が尊重されます。

結腸と直腸では選び方が違う

ひと口に大腸がんといっても、結腸と直腸では治療法の選び方はかなり違います。とくに直腸がんでは、肛門機能を残せるかどうかが焦点になります。

結腸がん

結腸は長いので、一部を切っても術後の生活への影響はあまり出ない。また、位置的にも手術をしやすく、治療選択が難しいケースは少ない。進行度に応じて、ガイドラインで提示されている内視鏡治療や外科治療などをおこなう。

直腸がん

結腸よりも短く、位置的にも骨盤内にあって、ほかの臓器や神経などが近いため、後遺症が出る可能性があり、治療選択が難しい。また、がんの位置や進行度によっては術後、人工肛門になる場合があることも、選択の難しさを生んでいる。

人工肛門

肛門を切除した場合、排泄器官がなくなってしまうため、腹部に人工肛門を造設する

人工肛門にするか、肛門を温存するかの選択には、患者さんの意思が尊重される。ただし、選択の余地がない場合ももちろんある

肛門機能の温存

最近では、できるだけ肛門機能を温存する方法を選択することが増えているが、患者さんの年齢やふだんの生活によっては温存が必ずしもベストではないこともある

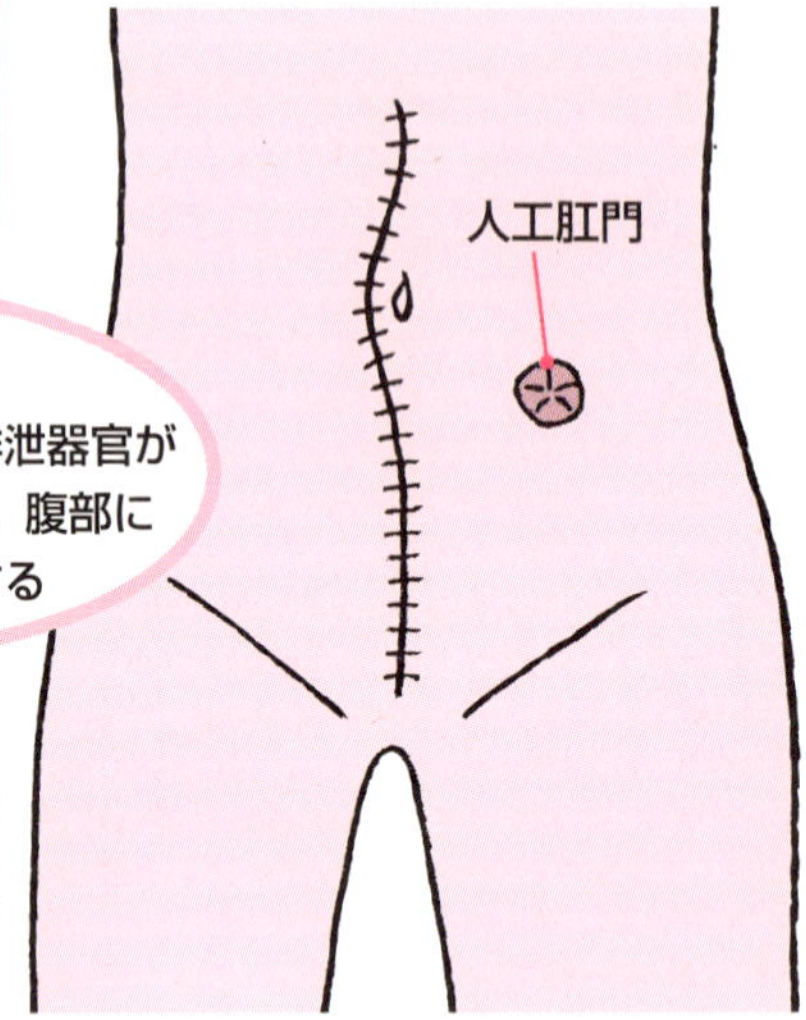

人工肛門をつくる場合、腹部に造設し、術後は自分でケアすることになる

治療ガイドライン

本人の人生観が関わる

直腸がんの手術で肛門機能をどうするかについては、再発や転移のリスクを最小限におさえることを優先しますが、患者さんの術後のライフスタイルも考慮します。

QOL

人工肛門をつくってケアすることと、肛門を温存して頻便など排便の変化に対応することのどちらがより自分のQOLを保てるかを考えてみる。

ダブルショック

がんの宣告と人工肛門になることでダブルにショックを受ける人もいる。主治医や看護師、家族につらい気持ちを伝え、相談にのってもらう。ひとりで悩まない。

つくる位置

がんの位置や切除範囲、患者さんのライフスタイル、体型などを考慮して、人工肛門の適切な位置を割り出す。スーツや着物など、よく着る服装によっても位置は変わるため、医師や看護師とよく相談する。

人工肛門の位置を決めるときの基準

- 仰向けや座ったとき、立ったとき、前屈したときなどあらゆる姿勢で、しわや手術の傷跡、骨の出っ張り、へそに影響されない位置。
- 座った姿勢で、自分自身の目で確認できる位置。肥満している人は腹部で、女性では自分の乳房で視界がさえぎられない位置をさぐる。
- 人工肛門のまわりに平らな部分が確保できる位置。
- ふだん着物を着用する人、仕事で腹部にベルトなどを装着する人は、その部分をさける。

基本的には温存だが、年齢や生活を考慮

直腸がんの手術では、がんの位置や進行度によっては肛門を切除しなければならないことがあります。そのため、肛門を温存できるのかどうか、非常に心配する人が多くみられます。がんというだけでなく、人工肛門になるかもしれないことで、二重にショックを受ける人も大勢います。

近年では、治療法が進歩して肛門機能を温存できるケースが増えているので、まずは主治医の話をよく聞きましょう。

ただ、やみくもに人工肛門を拒絶するのではなく、残しても切除してもそれぞれメリットとデメリットがあることを正しく理解することが大切です。

治療法の選び方

直腸がんではセカンドオピニオンをとる人も多い

これまでに解説したとおり、直腸がんの手術では、肛門機能の温存をめぐって治療選択に悩むことが多いため、セカンドオピニオンを考える患者さんがよくみられます。

まず主治医の説明を聞く

セカンドオピニオンをとるときの第一の手順は、まずいまの主治医から説明を受け、質問して、第一の意見をしっかりと理解することです。

1 診断

2 主治医から説明
診断が確定したら、がんの位置や数、進行度などの説明を受ける。治療法の選択肢を提示してもらう

3 不明点を質問
もっとくわしく聞きたいことがあれば、後日でもよいので、遠慮なく質問する。家族も交え、治療法や術後の生活の変化などを聞く

ファーストオピニオンを確認

セカンドオピニオン自体は悪いことではありませんが、やみくもにとるのではなく、まずは主治医の話をよく聞いて、ファーストオピニオンを確認しましょう。疑問や不安な点があれば、主治医に尋ねるのが先です。

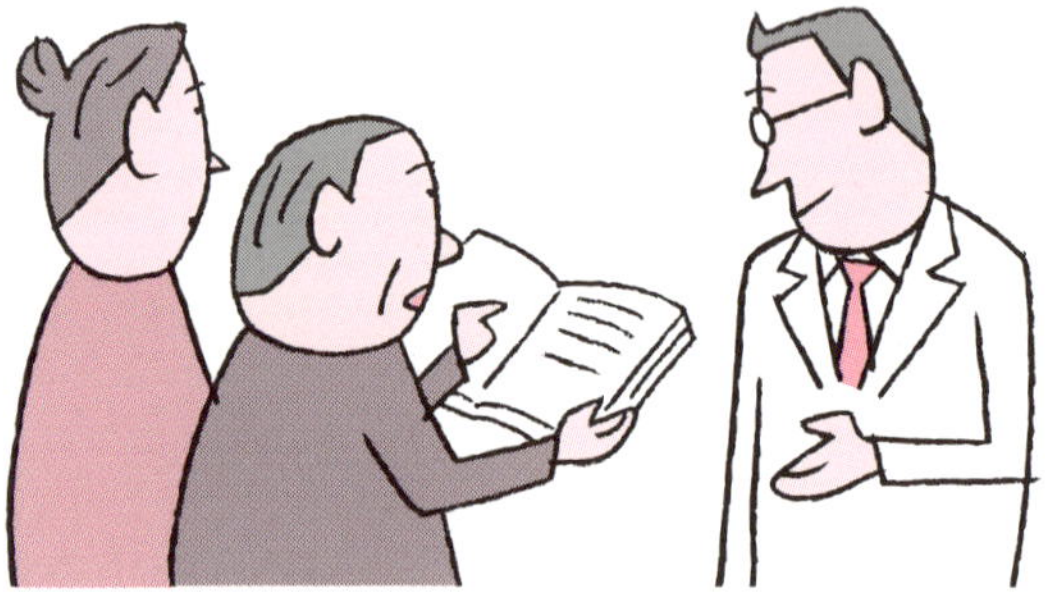

聞きたいことをあらかじめノートに書きとめるとよい。家族にも同席してもらい、医師の説明をいっしょに聞いてもらう

直腸がんは選択肢があり、悩みがち

直腸がんの手術をする場合、肛門機能を温存できるかどうかだけでなく、位置的に排泄機能や排尿機能、性機能に関わる神経や、膀胱、前立腺、子宮など周囲の臓器にも、手術によって影響が出てくる可能性があります。

最近では、機能を温存する治療法が増え、選択されるようになっていますが、がんの進行度によっては選べないこともあります。

その影響からか、直腸がんでは結腸がんに比べて、セカンドオピニオンをとる人が多いのです。主治医の説明を十分に聞いても、まだ納得しきれないくらい、悩ましい選択だということです。

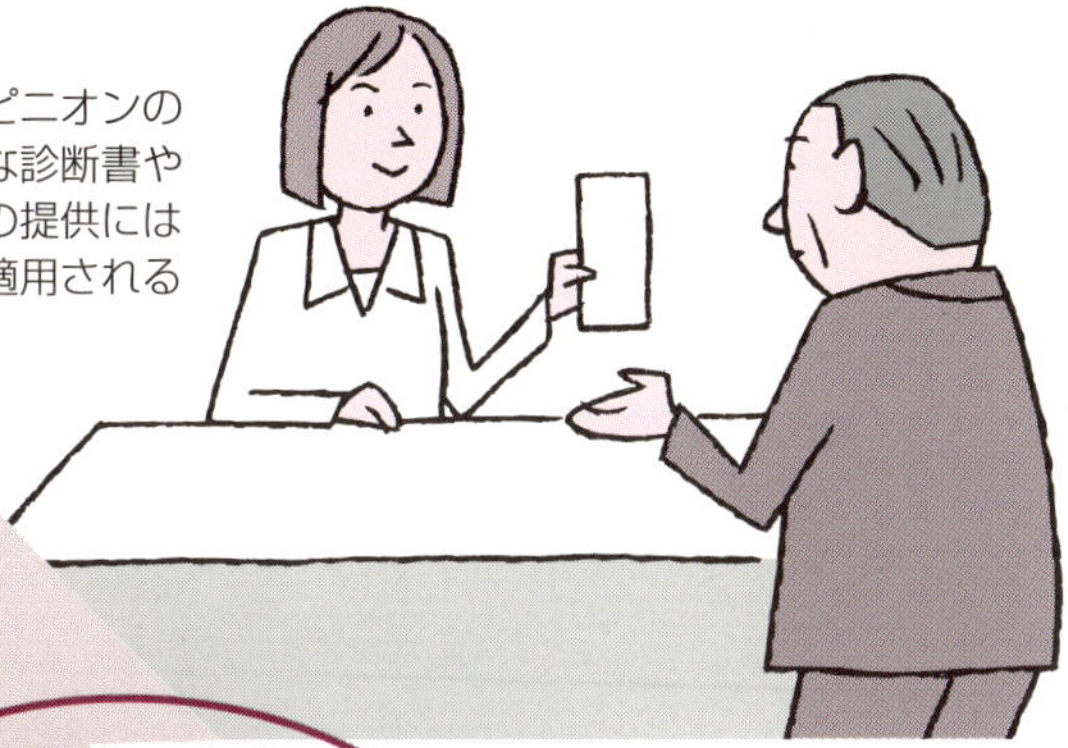

セカンドオピニオンのために必要な診断書や紹介状などの提供には健康保険が適用される

納得できなければ考慮する

ファーストオピニオンの診断や治療法の選択に納得できないときは、セカンドオピニオンをとる方法もあります。ただ、その場合も主治医に報告して必要な書類、検査画像などをそろえてもらいます。

4 セカンドオピニオンを希望

別の医師の診断、意見を聞きたいときは、主治医にセカンドオピニオンをとりたいことを伝える

5 別の医師を受診

セカンドオピニオンをとる医師は、自分で探しても、主治医に紹介してもらってもよい。セカンドオピニオン外来などを設けている医療機関もある

6 主治医に報告

セカンドオピニオンをとったら、その結果も含めて主治医に報告。基本的には主治医のもとで治療を継続する

7 転院するなら手続きを

セカンドオピニオンの担当医や、そのほかの医療機関で治療を受ける場合は、主治医と転院先に確認をとり、診療情報などを引き継いでもらう

必要なもの

- 紹介状
- 診断書（診療情報提供書）
- 検査画像

セカンドオピニオンでのトラブル予防法

手術が近くなる前に済ませる

手術日が近くなってからセカンドオピニオンをとるのはさけます。手術に向けた準備が無駄になってしまいます。また、患者さん自身も短時間で決断を迫られることになるので、有益とはいえません。

「大病院」を頼りすぎない

すでに十分な診断が出ているのに、より大規模な医療機関でセカンドオピニオンをとりたがる人がいます。そのほうが安心できるのかもしれませんが、規模の大小よりも診断に納得できるかどうかを考えるほうが重要です。

主治医に無断で行かない

セカンドオピニオンをとりたいときは、必ず主治医に相談してから。無断で行き、その結果を主治医に話して治療法を変えたいなどと話をするのは、信頼関係がくずれる原因になります。セカンドオピニオンをとるときは、最低限のマナーを守りましょう。

入院から退院まで

治療法別の入院スケジュールと費用の目安

治療法を選ぶときには、入院期間やかかる費用を主治医に確認しておくと安心です。休職する際は、その手続きなども忘れないようにします。

入院

手術前日～2日前の入院が一般的。術前に最終的な検査をおこなうので、前もって入院する。また、手術に備え、前日には夕食後に下剤を服用する。

入院は長くて2週間

入院期間は以前に比べて短くなっています。患者さんの状態にもよりますが、長くても2週間前後が一般的です。費用は治療法によってまちまちですが、出費がかさんだ場合は高額療養費制度が利用できます。（下の図の所要時間・入院期間・費用は目安です）

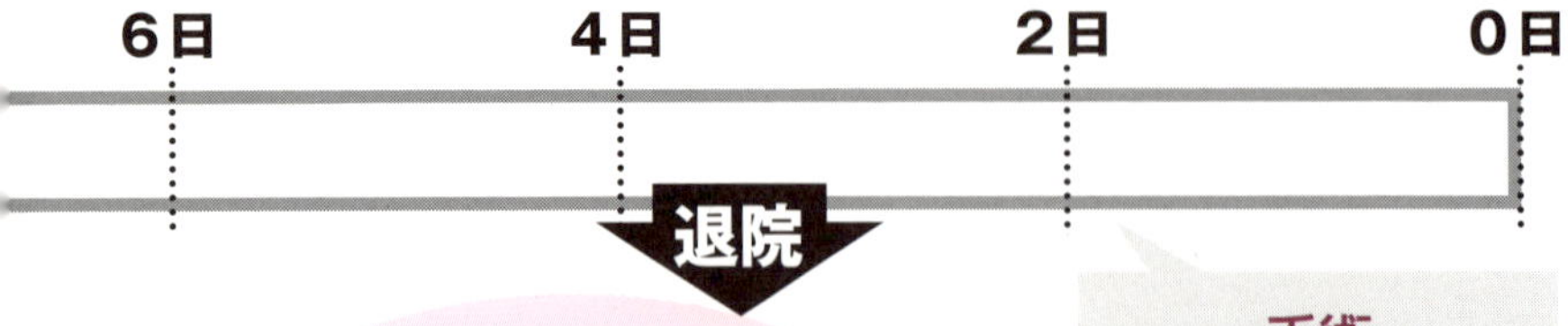

手術

手術当日は朝食なし。どの治療法でも腸内をきれいにするため、経口腸管洗浄液を2ℓ飲んで排泄。その後、医師から術前の説明を受ける。点滴を開始し、手術室に移ったら麻酔をかける。

内視鏡治療（EMR・ポリペクトミー）

30分～1時間で手術は終わり、切除されたがんは病理検査に回される。リンパ節転移のリスクの有無が確認され、転移のおそれがあるときは後日、追加で腸切除の手術をおこなう

●所要時間：30分～1時間　●入院期間：1～2日

●治療費：5万円程度

（健康保険適用で3割負担、検査費や入院費は別）

期間も費用も治療法によって違う

大腸がんの場合、開腹手術や内視鏡治療、腹腔鏡手術など治療法によって入院期間や費用が異なります。

一般に、内視鏡治療は処置の所要時間が短く、治療費も少なくて済みます。入院不要の場合があり、入院しても最短では一泊二日程度です。

いっぽう、開腹手術は内視鏡治療に比べて所要時間が長く、費用がかかり、入院期間も一〇日前後ですが、進行したがんでも確実にとりきれます。

また、腹腔鏡手術は高度な技術を要するため、開腹手術よりも所要時間が長く、費用も高めです。

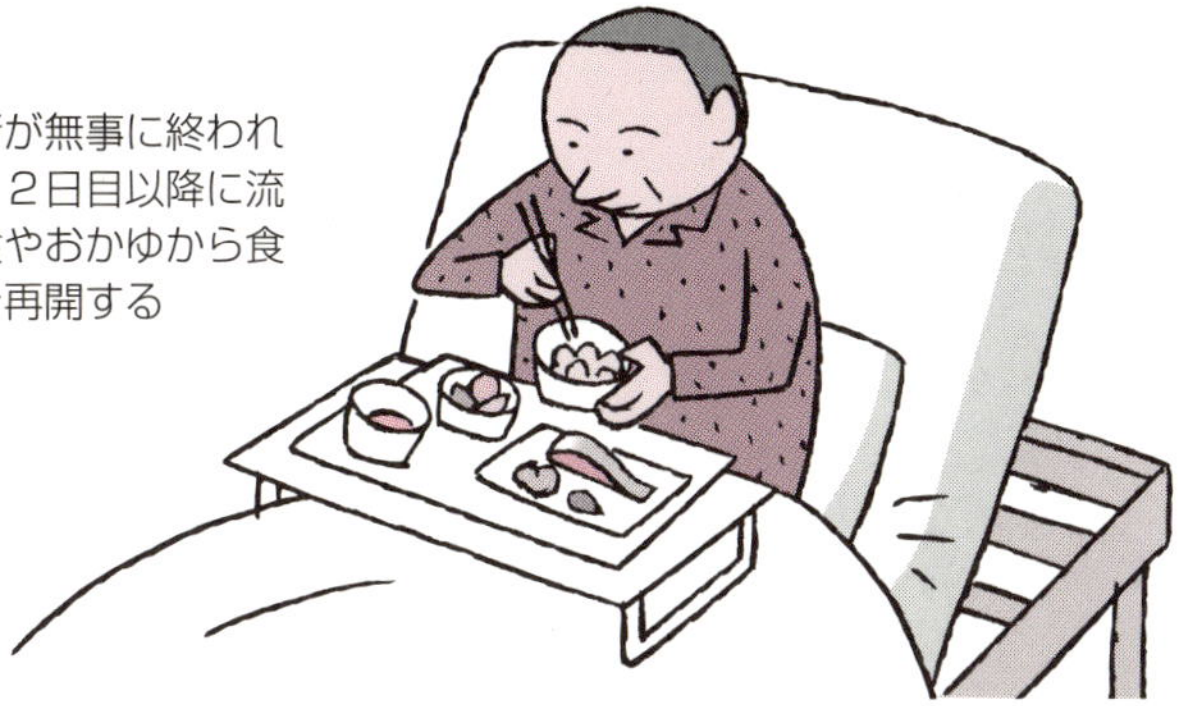

手術が無事に終われば、2日目以降に流動食やおかゆから食事を再開する

入院中の生活

内視鏡治療は入院期間が短く、治療後も比較的早く食事を再開できる。外科治療は入院期間が長め。手術後は終日、集中治療室で経過を観察する。食事と飲み水は術後2日目以降に再開。

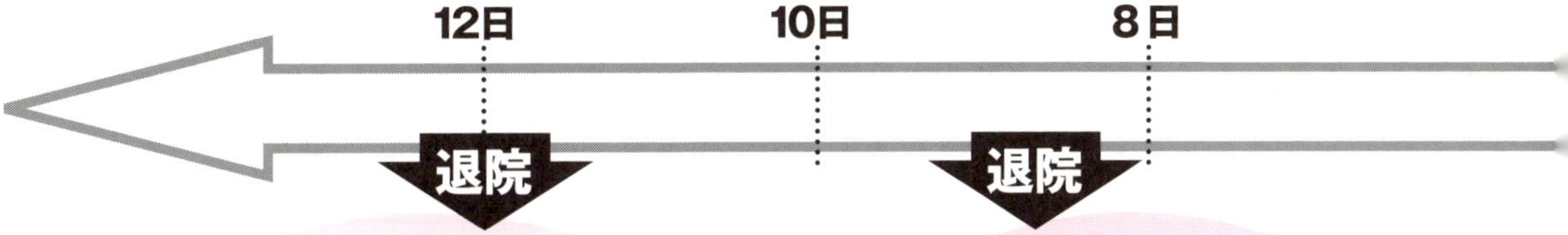

12日
10日
8日
退院
退院

内視鏡治療（ESD）

治療の翌日には出血や腹痛の有無をチェックし、採血とＸ線検査をおこなう。EMRやポリペクトミーよりは入院期間が長い

- 所要時間：１～２時間
- 入院期間：約１週間
- 治療費：15万～20万円程度

（健康保険適用で３割負担、検査費や入院費は別）

外科治療（開腹手術）

おなかを切り開くぶん、術後の痛みがやや強く、腸管運動の回復が腹腔鏡手術より遅れる。痛みがあれば麻酔や鎮痛薬を処方

- 所要時間：２～４時間
- 入院期間：約10日間
- 治療費：30万円程度

（健康保険適用で３割負担、検査費や入院費は別）

外科治療（腹腔鏡手術）

手術の翌日に血液検査、Ｘ線検査をおこない、歩行練習も開始。食事は術後２日目以降。開腹手術よりは期間が短いが、内視鏡よりは長い

- 所要時間：２～５時間
- 入院期間：7～10日間
- 治療費：50万円程度

（健康保険適用で３割負担、検査費や入院費は別）

高額療養費制度を活用する

大腸がんの治療を受けると費用が高額になることがありますが、高額療養費制度を利用すると、出費をおさえることができます。

高額療養費制度とは、保険診療にかかる自己負担額が一定の限度額を超えたとき、超過額が「高額療養費」として支給される制度です。市区町村の保険担当窓口に申請して利用するものですが、詳細がわからなければ、医療機関のソーシャルワーカーに相談するとよいでしょう。

入院から退院まで

退院前に医師に聞いておきたいこと

術後は体にさまざまな変化が現れますが、退院してからは自分で体調管理をします。そこで、どんなことに注意すればよいのか、退院前に主治医に確認しておきましょう。

体の変化を把握したい

術後しばらくの間は、腸の機能がまだ回復しきっていないため、排便に関連してさまざまな変化が現れます。なかには要注意のサインもあるので、主治医の指示をよく聞いて対処できるようにしておきましょう。

体調不良の見分け方

激しい下痢や腹痛、膨満感、血便など、症状によっては緊急に受診する必要があるものもあるので、医師に確認する

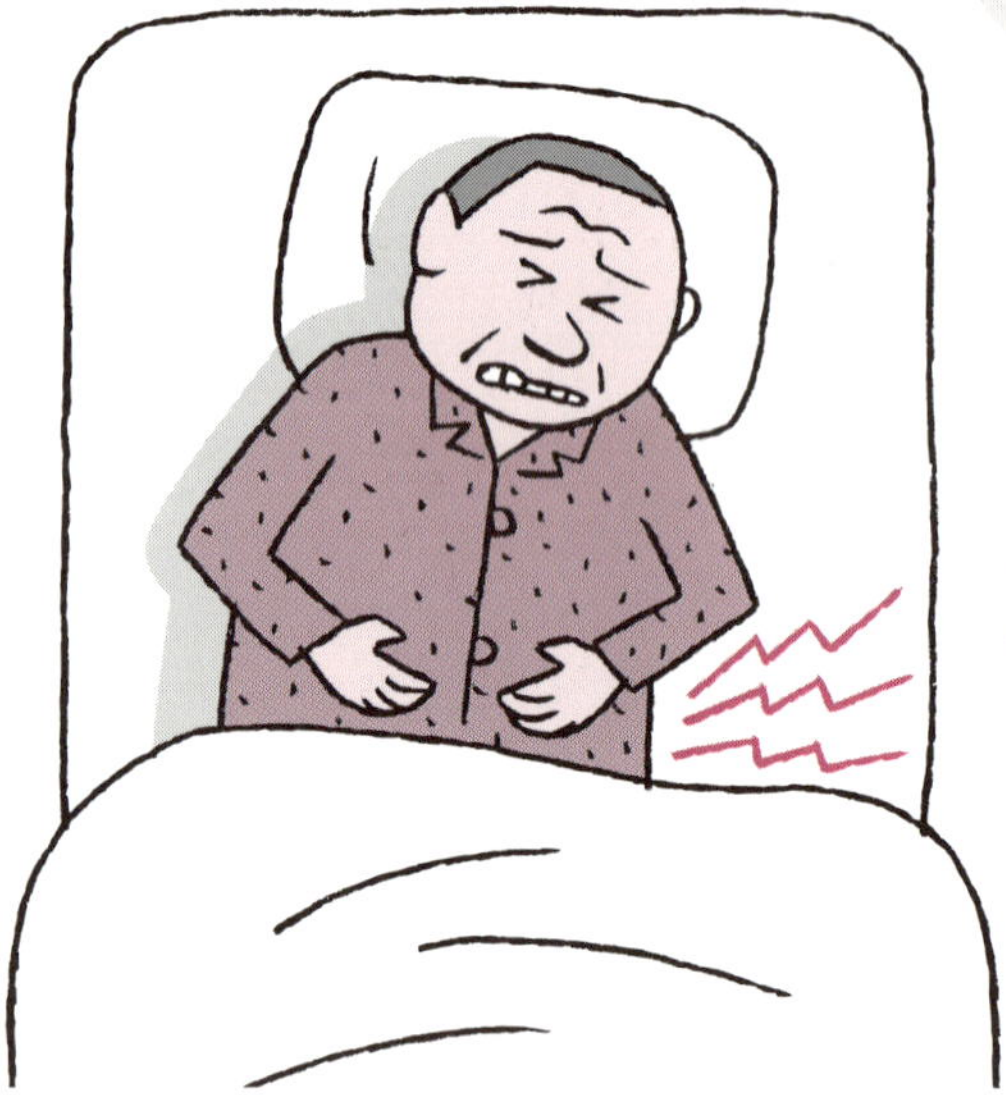

入院中に腹痛や下痢などがあったら、医師や看護師に相談。退院後、どのように対処すればよいか聞いておく

薬の作用と飲み方

処方された薬の種類と作用を正しく理解し、用法と用量を守って飲み忘れがないようにする。持病があり、継続服用している薬があれば、事前に主治医に報告する。市販薬は勝手に服用せず、主治医に相談する

トイレの変化

（くわしくは３章へ）

緊急時の連絡先

術後は急に体調が悪くなったり、至急、主治医に確認をとったほうがよい症状が出ることがある。緊急時の連絡先や応急処置を受けられる医療機関を事前に確認しておく

生活の変化

（くわしくは４章へ）

退院後の生活に備える

入院中はすぐ近くに医師や看護師がいるので、なにかと心強いのですが、退院後は自分で体調管理をしていくことになります。不安を減らすためにも、退院後の生活に備えておくことが大切です。

一般に退院日が決定すると、主治医からがんの進行度や状態、手術の内容、現時点の病状、今後の治療方針などについて説明があります。その際に注意点も聞けるので、メモをとるなどして、しっかり把握しましょう。

看護師からは生活上の注意点やアドバイスが受けられます。日常生活の悩みごとは、看護師に質問するのもよいでしょう。

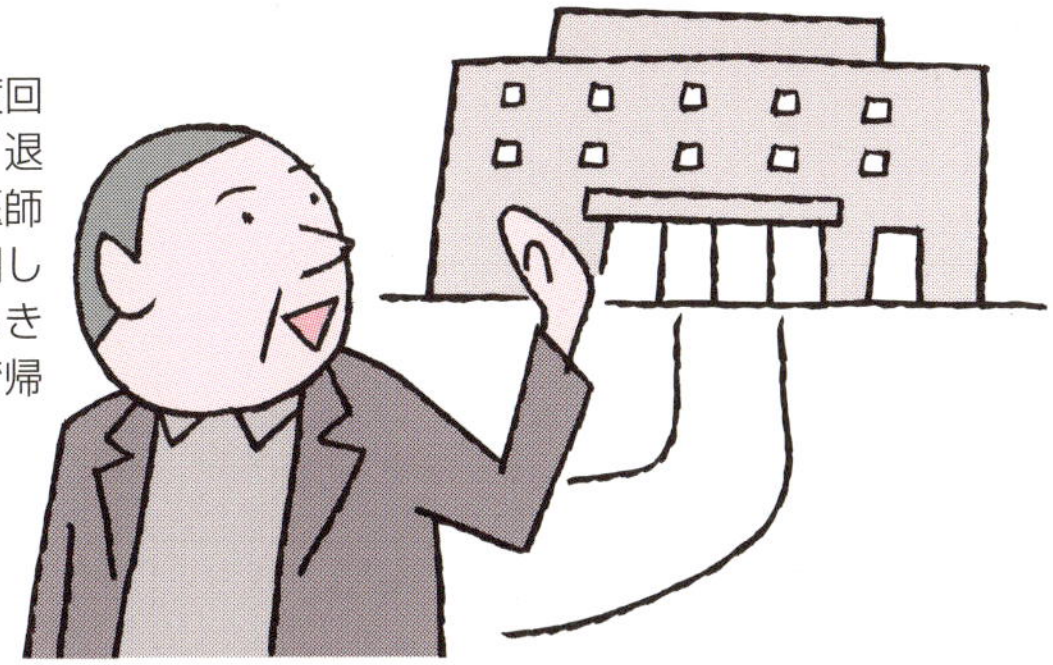

体力がある程度回復してくれば退院。入院中に医師にどんどん質問しておけば、すっきりした気持ちで帰宅できる

退院の目安

手術の１週間くらいあとには、腸のつなぎ目もくっついたと判断される。発熱がなく、食事がふつうにとれるようになり、排便もあれば、退院可能となる。

腸の働きはまだにぶい

退院したからといって、腸の働きもすぐに元通りとはいかない。個人差があるが、数週間～数ヵ月は機能が安定しないので下痢や便秘などの排便異常がみられる。

しばらくは不安

体調がまだ万全ではないうえ、がんをわずらったことで再発や転移、将来への不安を抱える人も多い。

3つの方法で心をおだやかに

- 精神科医や心理士に相談。不安が強いときや不眠症に悩んでいるときは、薬を処方してもらう
- 家族や親しい友人に話を聞いてもらう。積極的に人と話したり、会う機会をもうける
- 術後の変化の悪い部分ばかりみないで、「命拾いできた」という感覚をもつ

退院後は人を頼る

退院後しばらくは、体調が安定しないので無理は禁物です。排便の異常や人工肛門のケアなど、慣れないうちは家族の手を借りましょう。がんの患者さんは抑うつ傾向になることもあるので、その場合はカウンセリングを受けるのもよい方法です。

COLUMN

専門医とかかりつけ医の連携

手術を受けた医療機関が自宅から遠く、通院が大変だという場合もあるでしょう。状態が落ち着いたら、通院先を近所のかかりつけ医に移しても大丈夫です。

落ち着いたら地域の医療機関へ移る

がんの手術ができて、入院施設がある医療機関となると、専門医がいる規模の大きな総合病院や大学病院に限られることが多いものです。とくに地方ではこうしたケースがしばしばみられます。

この場合、入院中はよいのですが、退院してからが問題です。遠方の大規模機関を利用していた場合、日常の通院に時間がかかりすぎて、患者さんの負担が大きくなります。高齢者では、通院そのものが困難なこともあるでしょう。

そこで、術後三ヵ月ほどたって病状が安定してきたら、近所のかかりつけ医に経過観察をバトンタッチします。

連携のシステムはいま構築中

かかりつけ医は自宅から通院しやすい場所にあり、持病の有無など、体の状態をふだんからよく知ってくれているはず。なじみがあり、こまかいことを質問しやすいのもよい点です。

手術の担当医とかかりつけ医に連携してもらえば、術後の健康管理や緊急時の処置を、かかりつけ医に実施してもらえる可能性があります。そうなれば、患者さんの負担はより軽減されます。

現在、こうしたとりくみが進められており、がん専門医と地域の医師が連携するケースが徐々に増えつつあります。

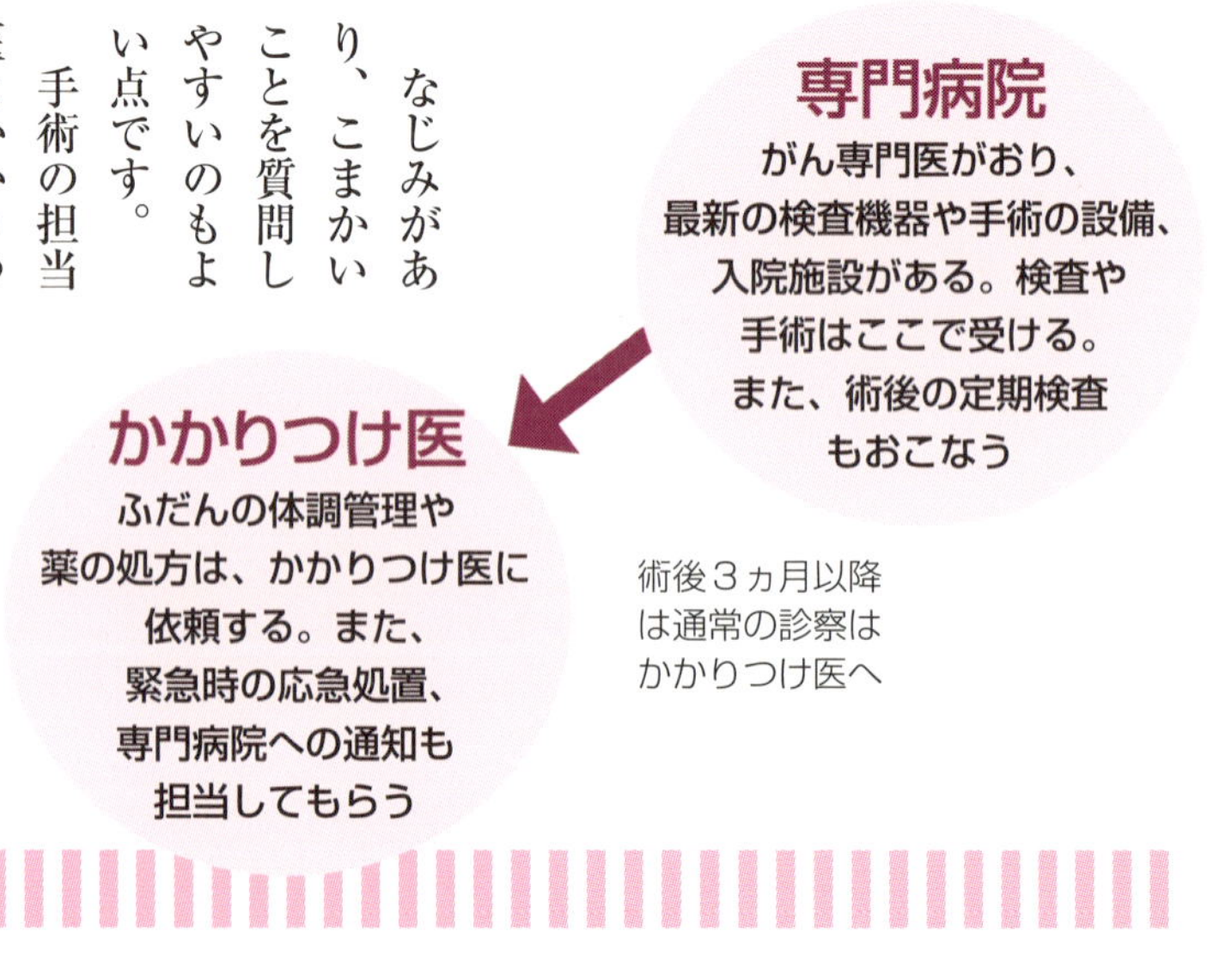
専門病院
がん専門医がおり、最新の検査機器や手術の設備、入院施設がある。検査や手術はここで受ける。また、術後の定期検査もおこなう
かかりつけ医
ふだんの体調管理や薬の処方は、かかりつけ医に依頼する。また、緊急時の応急処置、専門病院への通知も担当してもらう

術後３ヵ月以降は通常の診察はかかりつけ医へ

3

トイレの変化
手術後のケア、人工肛門のケア

大腸がんの手術後は、
肛門を温存する・しないにかかわらず排便に影響が出ます。
時間の経過とともに落ち着いてきますが、
対処のしかたを知っておくと安心です。
人工肛門にした人は、正しいケアの習得が第一です。

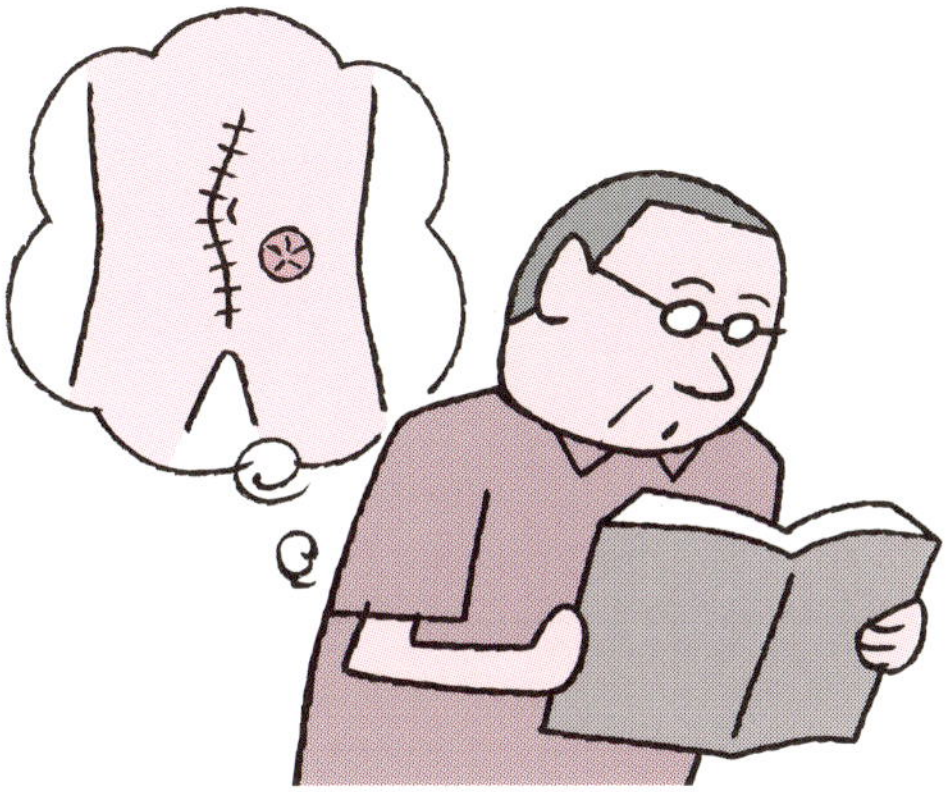

手術後のケア

人工肛門をつくらない人でも、一時的な影響がある

大腸がんの術後は人工肛門にしたかどうかにかかわらず、排便に影響がみられます。最初はとまどいますが、慣れるとうまく対処できるようになります。まずは、どんな症状が出るのか知っておきましょう。

どういう症状が起きるのかを知っておく

大腸がんで手術を受けたあとは、腸の働きにも影響が及ぶので、便の状態や排便の回数などに変化が現れます。

下痢や軟便、便がもれるなどの症状がありますが、術後にはよくあることですから、あまり心配をしないでください。慣れれば、うまく対処できるようになります。

切る部分によって影響は異なる

手術で大腸のどの部分を切除するかによって、術後に現れる症状が異なります。また、症状の程度は個人差が大きいので、主治医とよく相談しながら自分流の対処法を考えていくとよいでしょう。

▼切除する部位別の症状

大腸のどこを切除したかによって、現れる症状が違う。

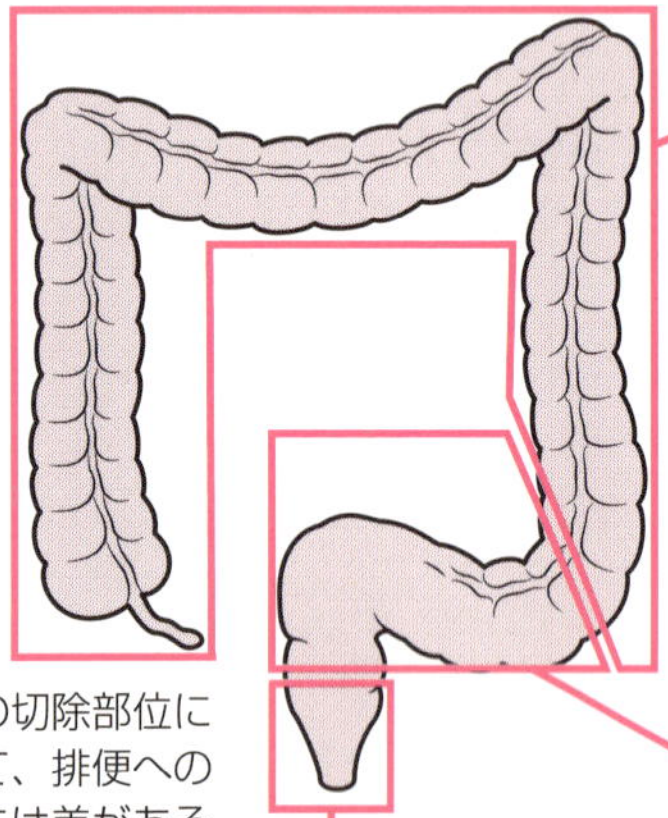

大腸の切除部位によって、排便への影響には差がある

結腸

手術直後は一時的に水様便や軟便になるが、2～3ヵ月で術前の状態に戻ることが多い。術後の排便回数は1日に2～4回程度。腸の働きが乱れると、下痢や便秘になりやすい。まれに腸閉塞が起こることがある。

●1日の排便回数：2～4回
●水様便、軟便

S状結腸・口側の直腸（上部直腸）

術後一時的に水様便や軟便になるが、時間の経過に伴い術前の状態に戻る。術後の排便回数は1日に3～6回程度。腸の働きが乱れると下痢や便秘になりやすい。

●1日の排便回数：3～6回
●頻便

肛門側の直腸（下部直腸）

肛門機能を温存した場合でも手術直後は1日に7～8回程度の排便がある。直腸を切除すると便の貯留量が減るため、その後も1日に2～5回程度の頻便になる。下痢のときは便がもれやすくなる。

●1日の排便回数：7～8回
●頻便、下痢

手術後半年から1年で排便リズムは落ち着く

下痢や頻便といった症状は個人差がありますが、早い人なら術後２～３ヵ月で、通常でも半年から１年ほどで落ち着いてきます。しかし、長い人では１～３年以上、症状が続くこともあります。手術直後は排便が大変になったと思うかもしれませんが、あまり焦らないで少しずつ慣れていきましょう。

手術直後

家に閉じこもるとストレスになり、それが排便リズムにも影響する。家族といっしょに積極的に外出を

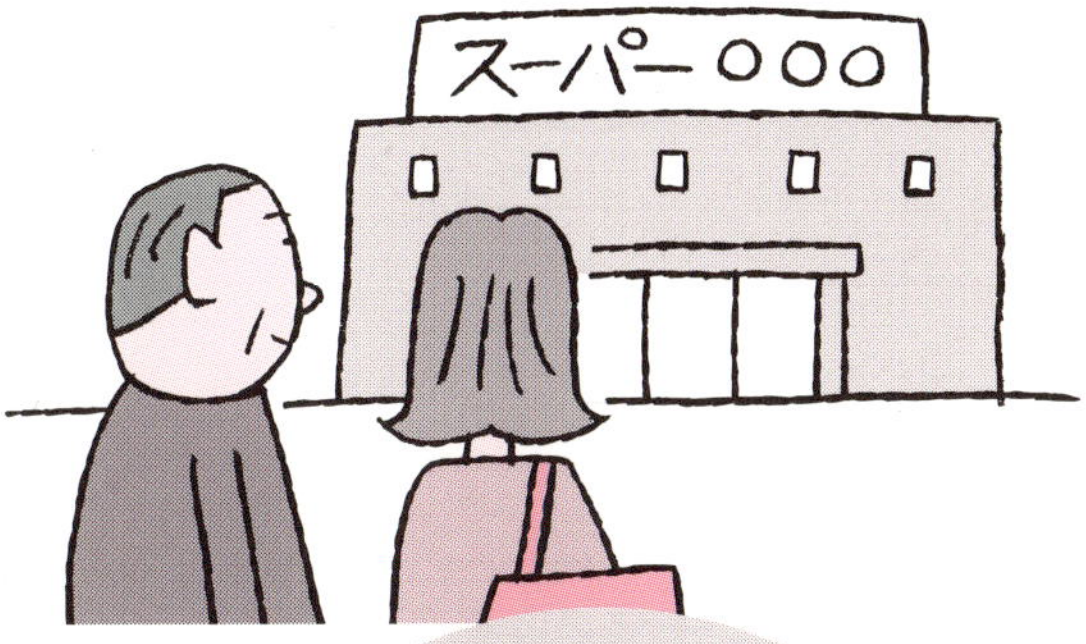

直腸がん　結腸がん

血便や軟便になりやすい

術後間もないと吻合部がこすれたり炎症を起こしたりして出血し、便に血が混じったり、軟便になったりしやすい。ただ、１～２ヵ月でこうした症状はおさまる。

2ヵ月目

対策をとれば安心して外出できる

トイレのことが気になって、家に閉じこもりがちになる人もいるが、市販の紙パンツなどを使って失禁やもれ対策をすれば安心して外出できる。職場復帰を考えている場合には、通勤途中のトイレを確認するなどの対策をとるとよい

結腸がん

便の状態が落ち着いてくる

結腸がんでは術後２～３ヵ月経過すると便は術前の状態に戻り、落ち着いてくる。ただし、切除部位により排便に関わる神経を損傷した場合は便が停滞しやすく、数回に分けて出るため、排便回数が多めになる。

尿が出にくくなる人もいる

直腸がんでは、術後に排尿に影響が出ることもあります。手術で排尿をコントロールする自律神経を切除した場合、尿意がわからない、自力で排尿できない、残尿感がある、尿をもらすといった症状が出ることがあります。この場合は、程度に応じて自己導尿などで対処します。

6ヵ月目

直腸がん

排便が1日に2～5回に

肛門機能を温存した場合、手術直後は排便が１日に７～８回と多くなるが、徐々に少なくなり、６ヵ月以降では２～５回程度に。下痢でもれやすかった場合も改善する。

手術後のケア

下痢のときは水をこまめに飲み、脱水症状を防ぐ

手術のあとはしばらくの間、水様便や下痢が続きます。このとき、つい水分をひかえがちですが、脱水症状を起こすおそれがあり危険です。適度に水分を補給し、脱水を防ぐようにしましょう。

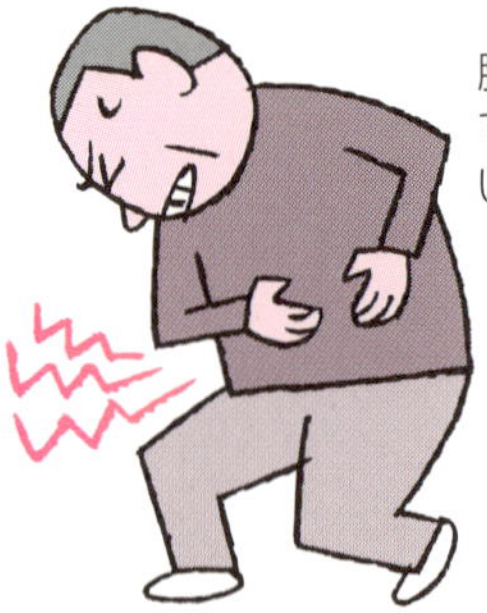

腸壁が水分を十分に吸収できず、便が固形化しないので、下痢が続く

手術の影響で一時的に腸の働きが低下。腸壁が便の水分を十分に吸収できない。

しばらくは下痢になりやすい

術後は腸の機能が低下しているため、しばらくは水様便や下痢が続きます。時間の経過に伴い回復していきますが、その間は脱水に気をつけます。とくに、高齢者は脱水になりやすく、しかも気づきにくいので周囲の人が注意します。

手術後の下痢の症状

下痢や軟便が続く

便に水分が多く残っているため、下痢や軟便が続く。とくに、手術直後はほとんど水のような水様便になることが多い。下痢になると、トイレに1時間ほどかかることもある。

下痢の便がもれてから気づく

便が非常にゆるく、トイレに間に合わないことがある。また、肛門にきわめて近い位置で直腸をつないだ場合は、便がもれてから気づくこともある。

ストレスで悪化しやすい

つねにトイレの心配をしたり、もらしたことでショックを受け、強いストレスになる。すると、それによって腸の動きが影響され、さらに下痢が悪化する。

腸が便の水分を吸収しにくくなる

大腸には、便が腸内を移動するときに、水分を吸収しながら徐々に固形化させる働きがあります。

ところが、術後は腸の働きが低下しているので、便に含まれている水分をうまく吸収することができなくなります。そのため、水のようにサラサラした水様便や下痢になってしまうのです。

こうした状態が続くと、水分をとるのをひかえてしまう人が多いのですが、体からは大量の水分が失われているので、脱水症状を起こす危険性があります。

そのため、少しずつこまめに水分を補給し、脱水を起こさないように十分に注意しましょう。

症状がひどいときの対応

通常の下痢よりも慎重に対処する

術後の下痢は食べすぎなどで起こる下痢と違い、くり返したり長く続きます。その間は水分補給や保温、食事の内容にも十分に注意しましょう。勝手に市販の下痢止めなどを服用せず、主治医の指示に従うことが大切です。

外出時には対策グッズも利用する

下痢をしているときは、トイレを我慢しない。そのため外出先では、まずトイレの場所を確認しておくと安心。また､便がもれる心配があるので、市販の紙パンツなどを利用するのもよい。心配なら替えの下着なども持参する。

整腸剤や下痢止めの薬でコントロール

下痢が起こったときのために、あらかじめ主治医に整腸剤や下痢止めを処方してもらっておく。ひどい下痢は放っておくと脱水症状を起こすだけでなく、体力を消耗するので上手に薬を使う。

薬を使うときは主治医に相談する

術後の下痢がひどいと体力を消耗し、たびたびトイレに行かなくてはならず、強いストレスになります。この場合は我慢しないで、主治医に整腸剤や下痢止めを処方してもらいます。ただし、市販薬を勝手に使うのはやめましょう。

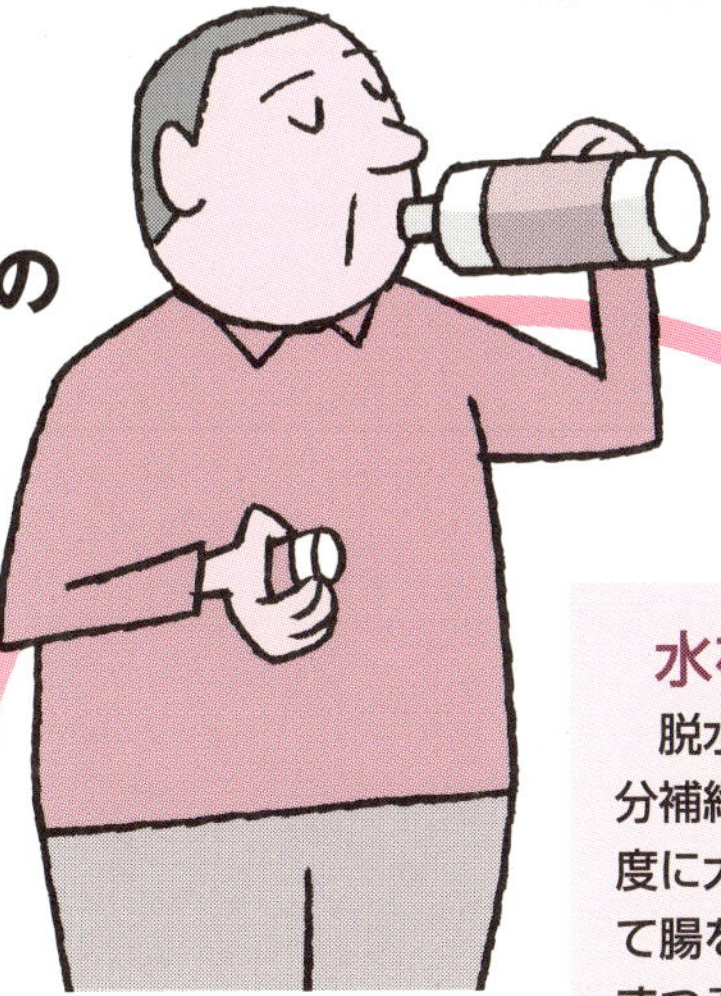

ペットボトルなどで飲み水を持ち歩き、少しずつ飲むのがよい

基本的な対応

水をこまめに飲む

脱水症状を防ぐには、水分補給が大切。ただし、一度に大量に飲んでもかえって腸を刺激するので、少しずつこまめに飲むほうがよい。冷たい水よりも常温か、湯冷ましがおすすめ。

やわらかいトイレットペーパーやガーゼで拭く

下痢便には消化酵素が含まれ、皮膚や粘膜に付着するとただれやすい。温水洗浄便座でお尻を洗うか、シャワーで洗い流すとよい。外出先ではトイレットペーパーで拭いたあと、水でしぼったガーゼで拭く。トイレに流せる介護用のおしり拭きなども便利。

手術後のケア

便秘に激しい痛みがある場合は腸閉塞の可能性も

便秘もよくみられる症状のひとつです。便がスムーズに腸内を移動できず停滞するため、おなかが張って苦しく、傷が痛くなることがあるので、我慢は禁物です。腸閉塞の可能性もあるので注意しましょう。

便秘は基本的には軽い

術後は腸の働き全般が低下するので、下痢だけでなく便秘になることもあります。便秘が続くと、吐き気や食欲不振、ガスがたまるなどの不快感があります。ただ、下痢に比べると症状は軽く、日常生活での不便さも少なめです。

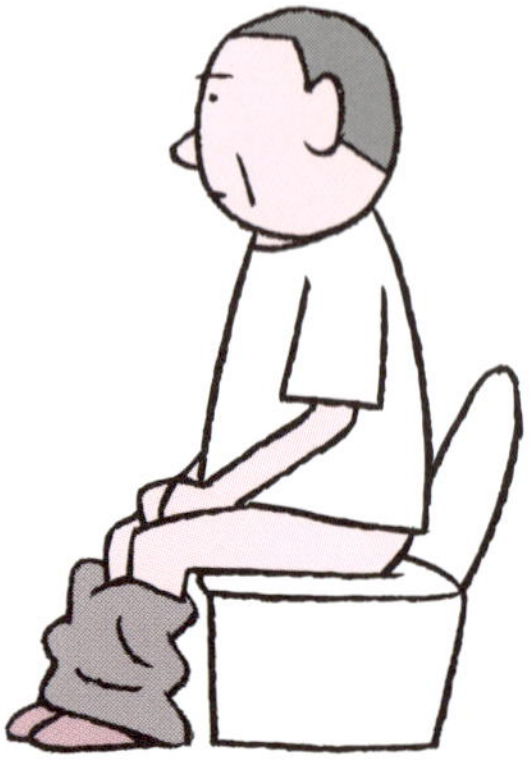

便が残っている気がしてトイレに座ってみるが、なかなか出ない

腸の動きが遅くなる

手術の影響で腸の機能が低下し、便を送り出すスピードが遅くなる。また、便が吻合部をスムーズに通過できないこともある。これらの影響で便秘になり、ガスがたまる。癒着があると、腸閉塞を招くおそれもある。

手術後の便秘の症状

下痢がいっしょに起こることもある

便秘と下痢をくり返すタイプがある。この場合は2〜3日便秘になったあとで下痢や頻便になって、1日に4〜5回排便が起こる。

少量しか出ず何度もトイレへ

便を送り出す機能が低下しており、一度に少しずつしか排便できない。そのため、何度もトイレに行くが残便感がある。

重症の場合

食べることも苦しくなる

便秘がひどくなると、ガスがおなかにたまって膨満感が強くなる。その影響で傷が圧迫されて痛みが出る。激しい腹痛を伴うときは腸閉塞の疑いもある。吐き気や嘔吐がひどいときは要注意。

すぐに主治医に連絡する

腸閉塞が起こっている場合はすぐに処置をしないと危険。痛みが強い、おならが1日以上まったく出ずに苦しい、吐き気や嘔吐がひどいといった症状のときは至急受診する。

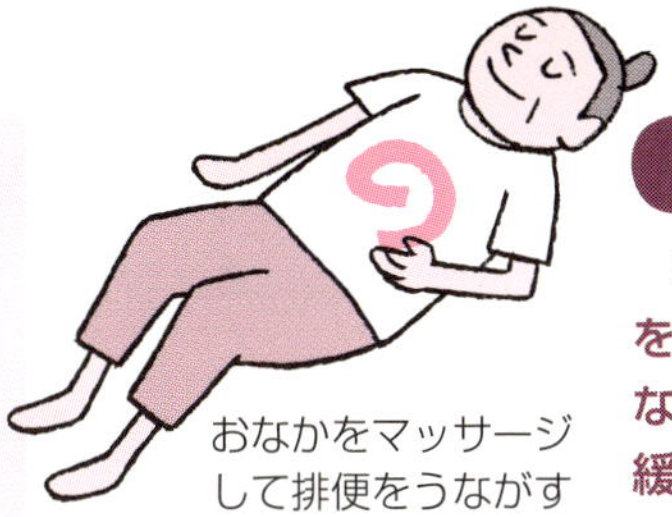

おなかをマッサージして排便をうながす

通常の便秘と同じ対応でよい

軽症の便秘なら、通常の便秘対策で改善を図ります。適度な運動をしたり、食生活などを工夫して予防を心がけます。また、緩下剤を適切に使うことも大切です。

軽症の場合

自宅

外出先

「の」の字マッサージをする

腸を刺激するために、おなかに「の」の字を書くようにマッサージをする。ただし、手術の傷が治ってからおこなうこと。力を入れすぎるのもよくないので、心地よい強さでマッサージする。

決まった時間にトイレに座る

排便のリズムを整えるため、便意がなくても朝食後など決まった時間にトイレに行く。続けるうちに便意が起こるようになる。ただ、何回も強くいきむのはさける。

おなかが痛むときは緩下剤を使う

便秘でおなかが張って苦しいときや痛みがあるときは、緩下剤を使って便やガスを出す。医師に相談し、処方してもらい、量を守って正しく使う。術後１ヵ月以上経過していれば、家庭で浣腸をおこなう場合もある。

食物繊維をひかえる

便秘改善には食物繊維は必要だが、術後間もないと消化に時間がかかり、腸に負担をかける。とりすぎると下痢を起こすこともあるのでひかえたほうがよい。

適度に運動をする

術後の傷の痛みがとれ、医師の許可が出たら体を動かす。ウォーキングやストレッチなどをおこなうと腸が刺激されて、排便をうながす効果がある。

手術をする場合もある

腸閉塞が起こったときは手術が必要なことがある。癒着や吻合部の傷およびがんの状態に応じて治療する。人工肛門をつくって対処することもある。

腸閉塞を防ぐ治療がある

28ページ参照

痛みを我慢せず、緩下剤を使う

術後には便秘になることもよくあります。下痢と違って症状は軽めなのですが、なかには腸閉塞が疑われる場合があるので症状に注意が必要です。

それ以外のときは、通常の便秘対策でかまいませんが、食物繊維のとり方に気をつけます。また、便秘が続くとおなかが張って傷が痛くなることがあるので、緩下剤を使って早めに解消しましょう。

プロフィール

直腸がんと診断されたAさんは、手術を受けることになりました。セカンドオピニオンをとり、直腸がんでも肛門機能を温存できる手術法があることを知りました。

ストーリー

肛門機能を温存できるが、あえて人工肛門を選んだ

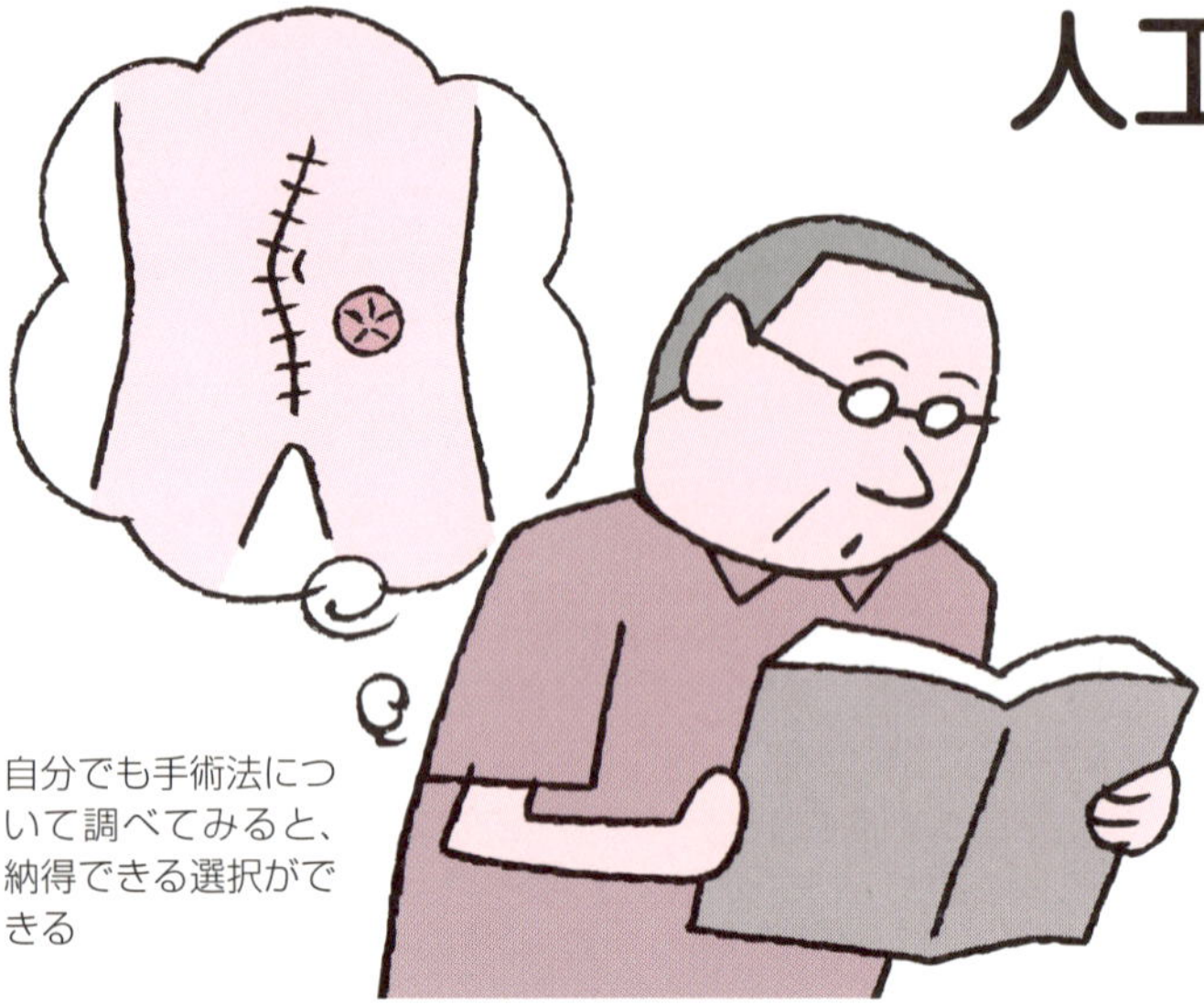

自分でも手術法について調べてみると、納得できる選択ができる

1 主治医からは再発・転移を防ぐために直腸と肛門を切除する「直腸切断術」を提示されました。それに加えて、セカンドオピニオンでは肛門機能を残す「ISR（括約筋間直腸切除術）」も選択肢として教えてもらいました。

2 Aさんは2つの治療法について主治医にあらためて説明してもらいました。ISRを選んだ場合でも、肛門機能がすべて残るわけではないことを知りました。肛門機能が残っても、下痢や頻便にはなりやすくなるそうです。

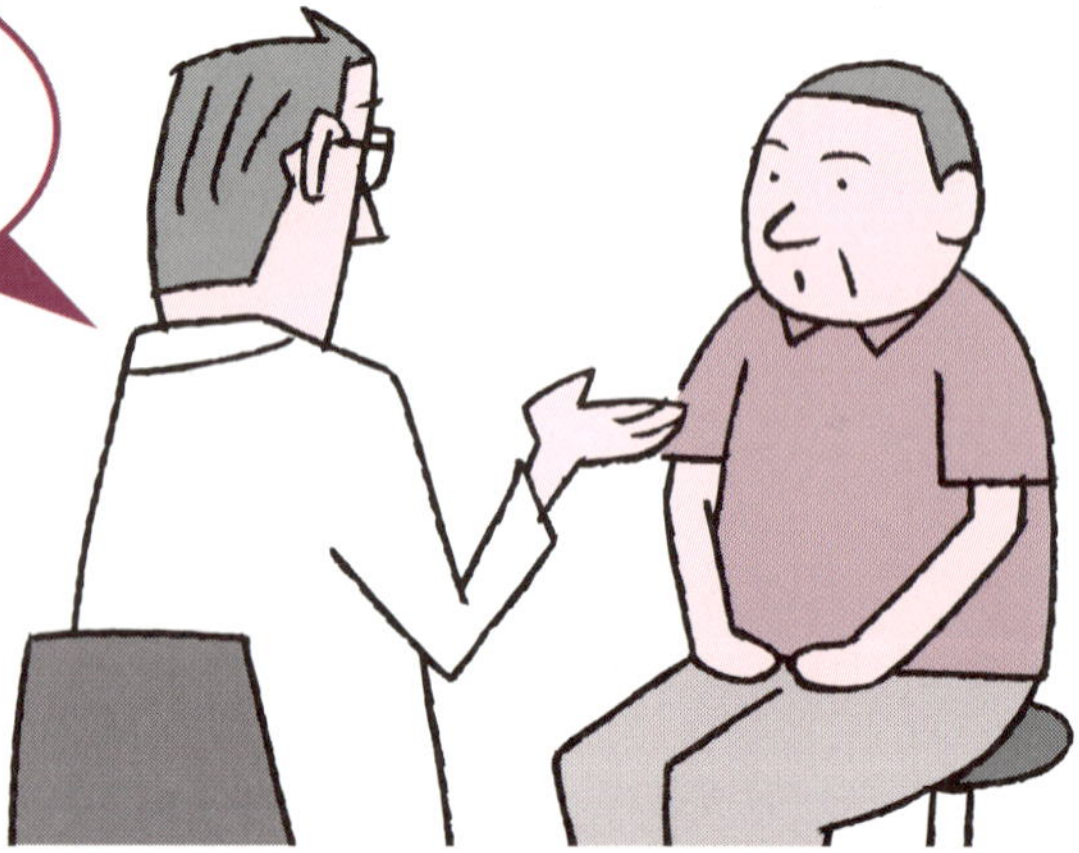
肛門機能を残しても排便機能が低下しているので、下痢や便秘が起こることが多く、そのケアがわずらわしい人もいますよ

手術の方法だけでなく、術後の生活の変化など、心配なことや知りたいことを主治医に相談する

3 Aさんは悩んだすえに、当初の方針のとおり、直腸切断術を受け、人工肛門をつくることに決めました。人工肛門よりも頻便になるほうが、術後の生活がつらくなると感じたからです。

POINT

治療法によって、その後の生活への影響は異なる。とくに排便については、治療法ごとに違いが大きいので注意したい。（46、54ページ参照）

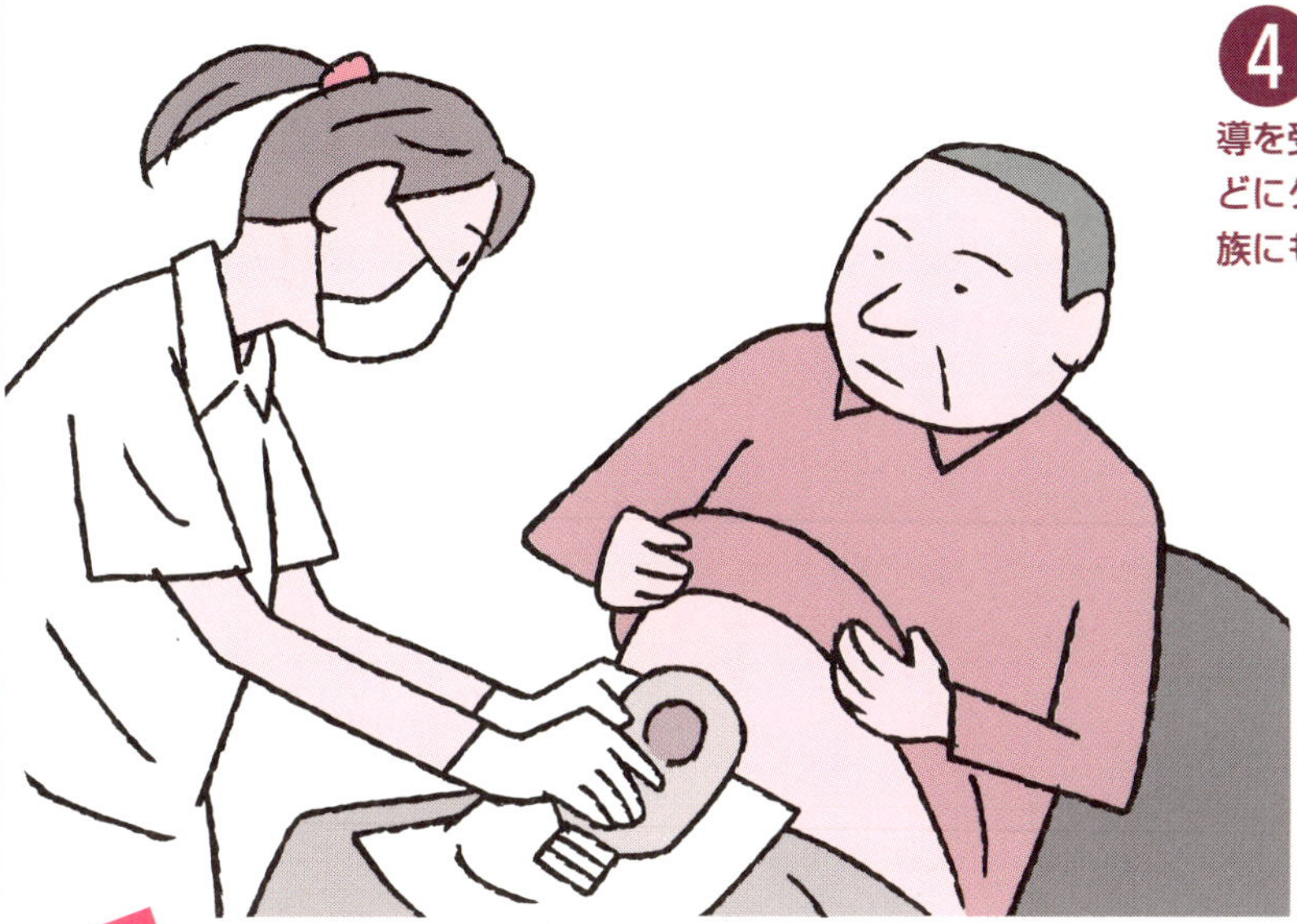

4 手術後、医師や看護師から人工肛門のケアについて指導を受けました。体調が悪いときなどにケアを手伝ってもらうため、家族にも覚えてもらいました。

5 退院後に皮膚がかぶれるなどのトラブルが発生しましたが、人工肛門ケア専門の「ストーマ外来」を受診して対処しました。

他人任せにしないで、まずは自分で正しく扱えるようになる。そのうえで、家族や介護する人もいっしょに学ぶとよい

POINT

人工肛門のケアを専門におこなっている「ストーマ外来」が設けられている医療機関がある。なにか困ったことがあったら受診するとよい。（55ページ参照）

6 人工肛門のケアに慣れ、以前と同じような生活に戻りつつあります。これまでのように旅行や趣味を楽しむこともできています。

人工肛門は、確かにケアなどで手間がかかる部分はある。しかし、肛門を温存した場合でも下痢や便秘などの排便障害があるため、患者さんの状態によっては肛門機能を残すのが必ずしもよいとは言えない。

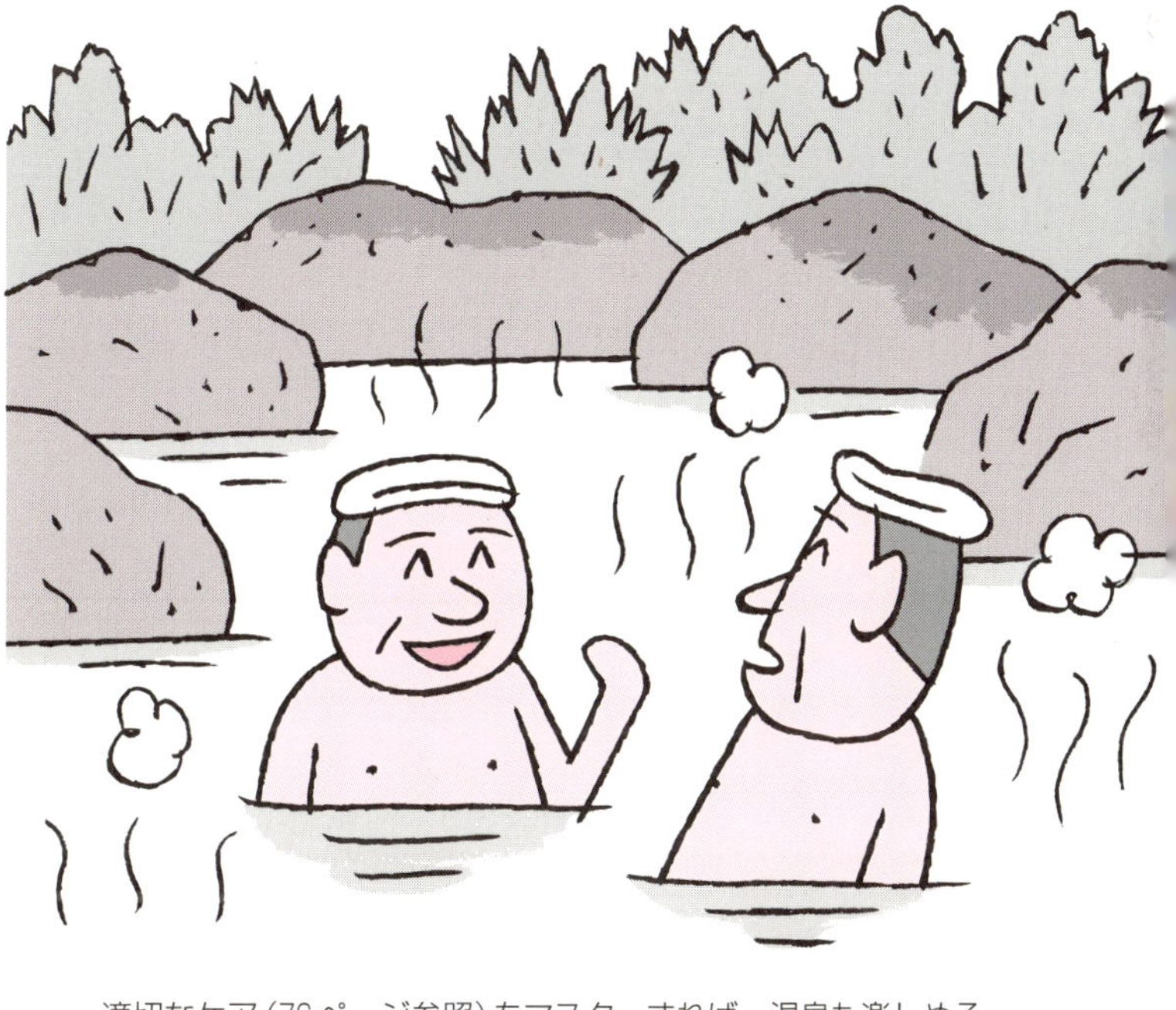

適切なケア（76ページ参照）をマスターすれば、温泉も楽しめる

入院中から人工肛門のケアを学び、慣れていく

人工肛門をつくることになった場合、多くの人が「もうこれまでのように生活できない」と思うようです。しかし、正しいケアの方法を身につければ、以前のように生活することができます。

人工肛門のケアは基本的に自分でする

直腸がんの手術で肛門まで切除することになった場合、肛門の役割を果たす排出口が必要となります。そのために人工的につくられる孔が、人工肛門です。

人工肛門はストーマとも呼ばれます。孔がひとつの単孔式ストーマと孔が二つの双孔式ストーマがあります。大腸がん治療では結腸または小腸（とくに回腸）につくられます。ストーマにはほかに、尿路を代替する尿路ストーマ（人工膀胱ともいう）もあります。

ストーマは便の排出口なので、排泄物をためるための装具をつけます。そのケアを自分でできるようになることが必要です。

人工肛門の特徴を把握する

人工肛門は、排泄機能をもっていますが、肛門と同じものではありません。便意のないまま、自然に便が出てくるため、それを受け止める装具が必要となります。

排便時に便意がない
腸管を運ばれてきた便が、自然に排便されて装具の中にたまる。筋肉がないため便意は起こらない。

分泌液が出る
粘膜は腸壁の一部なので、つねに粘液や腸液が分泌されている。

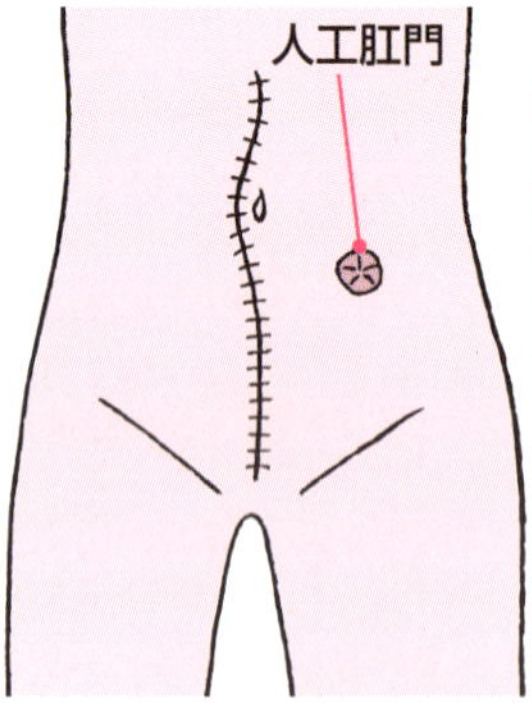

人工肛門はみためも必要なケアも、肛門とは異なる

粘膜が出ている
人工肛門の色は赤やピンク。肛門と違って皮膚ではなく、粘膜が腹部に出ているため。

水が入ることはない
体の内側から圧がかかっているので、浴槽やプールで水が入りこむことはない。

痛みはない
腸管の一部をおなかに出しているが、痛みを感じる神経はなく、さわっても痛くない。

一時的なものもある
術後に縫合不全などが起こると、一時的に人工肛門をつくる場合もある。

手術の前後に人工肛門のケアを習う

人工肛門をつくることが決まったら、手術の前後にそのケアについて学びます。人工肛門のしくみや特徴のほか、装具の着脱方法、洗浄方法について、主治医や皮膚・排泄ケア認定看護師が指導してくれます。

手術前に説明を聞く

人工肛門の説明のほか、人工肛門になることに対する精神面の話もある。患者さんによっては抵抗感が強い人もいるので、そういった面のケアや、理解をうながす目的もある

手術

手術後にはつけ方を学ぶ

術後は実際に使い方を学ぶ。装具のつけ方、交換方法、便の捨て方、装具の捨て方などをひととおり練習する。入院中交換を2～3回くり返しておくと覚えやすい

月	装具の交換
火	便を出す
水	
木	装具の交換
金	便を出す
土	
日	装具の交換

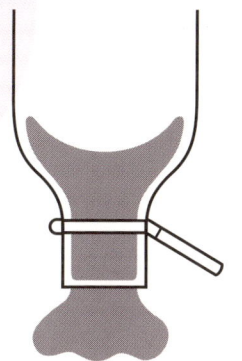

装具から便を捨てる練習も

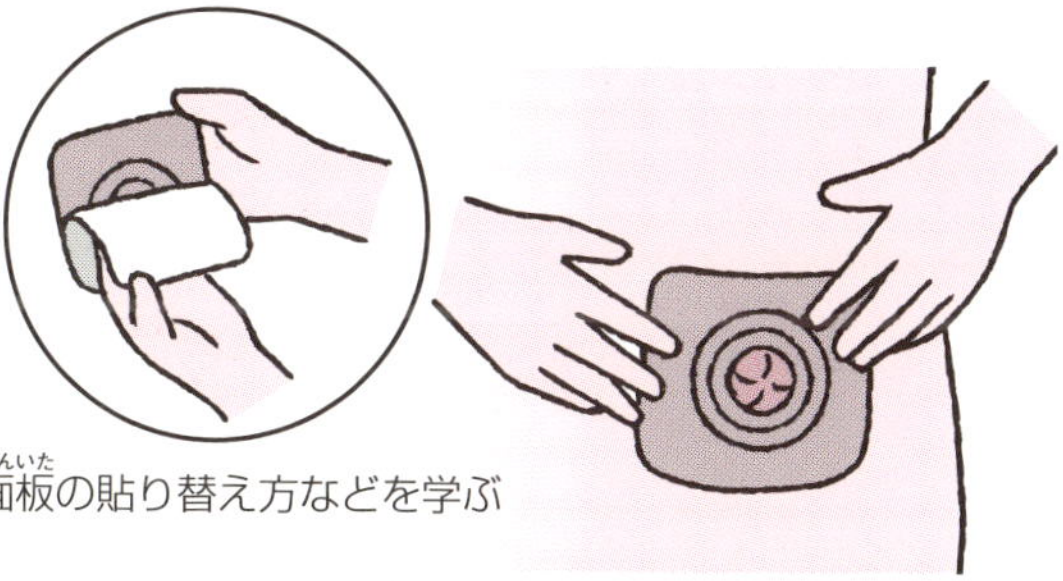

面板《めんいた》の貼り替え方などを学ぶ

退院後のトラブルはストーマ外来へ相談

使っているうちに皮膚がかぶれる、便がもれるなどのトラブルが起こることがある。その相談には主治医を受診するか、ストーマ外来を利用する。自宅から通院しやすいほうをかかりつけにしておくとよい

相談できること	●かぶれやかゆみなどの皮膚トラブル ●便がもれる、においがする ●装具が合わなくなってきた ●装具がはずれやすい ●別の装具を試したい　など
探し方	日本オストミー協会のホームページ（62ページ参照）から、全国のストーマ外来を探すことができる
対応してくれる人	人工肛門の専門知識がある、皮膚・排泄ケア認定看護師が対応する
注意点	予約制のところもあるので、事前に問い合わせたほうがよい

人工肛門のケア

装具の種類によって、交換の方法や時期が違う

人工肛門に装着する装具には大きく分けて二つの種類があります。装具が合わないと使い勝手が悪く、トラブルの原因にもなるので、看護師や主治医に相談し、自分に合ったものを選びましょう。

「パウチ」という装具を使う

人工肛門に装着する装具のことを「パウチ」といいます。パウチには、面板（フランジ）と排泄物をためるストーマ袋が一体になった「ワンピース型」と、面板とストーマ袋が別になっている「ツーピース型」があります。

入浴用のパウチもある

入浴用やプールで泳ぐときなどにはパウチが大きいと邪魔になったり目立つので、サイズが小さめの装具もある。

パウチは主に2種類

薄いので目立ちにくいワンピース型装具	袋だけを交換できるツーピース型装具
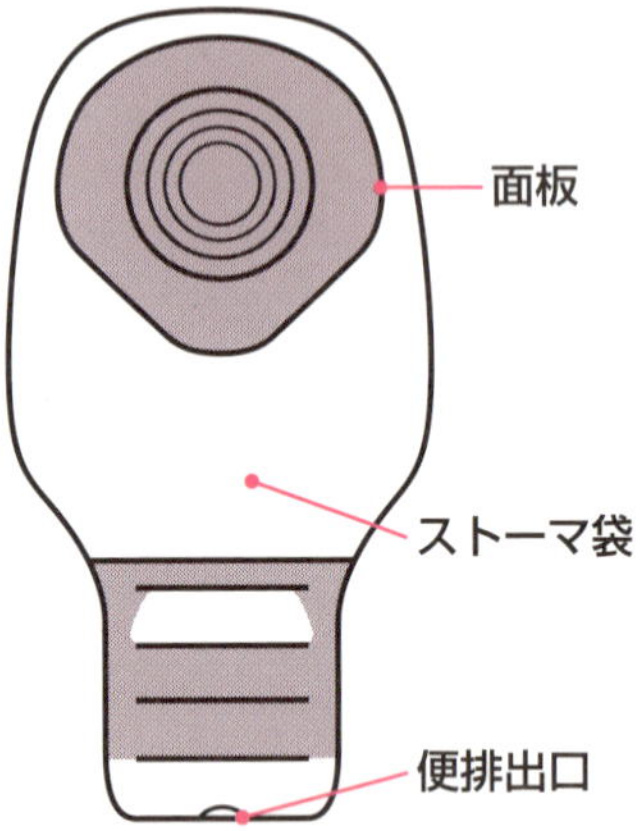	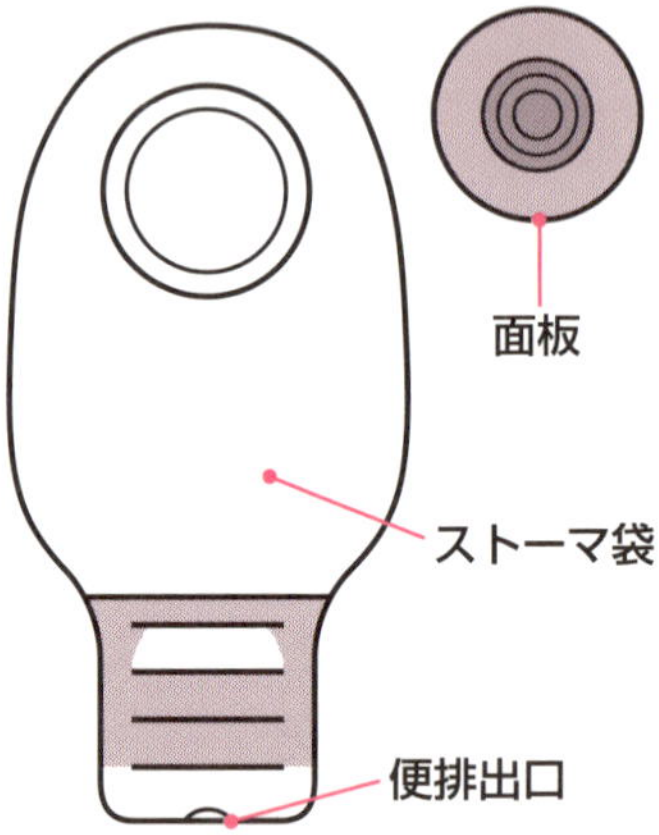
面板とストーマ袋が一体になっているため、着脱の手間が少ない。ただし、袋の向きを自由に変えられない。	面板とストーマ袋が別になっている。面板を貼った状態で袋の向きを自由に動かせる。
交換時期 ●1〜3日	交換時期 ●3〜4日

交換時期

個人差があるので、あくまで目安

正しく装着されていれば数日はそのまま使用できる。使用中、袋に排泄物がたまったらトイレに捨て、排出口を拭いて清潔にし、2〜3日で交換する。使用していると面板についている皮膚保護剤がふやけたり溶けたりしてくるので、それを目安にする。

装具の交換の手順

パウチの交換方法は、ワンピース型もツーピース型も基本的な部分は同じです。衛生面に注意し、人工肛門とその周囲をよく観察して異常がないかを確認しながらおこなうことが大切です。なお、あらかじめ新しい面板に孔を開け、準備しておくとスムーズにできます。

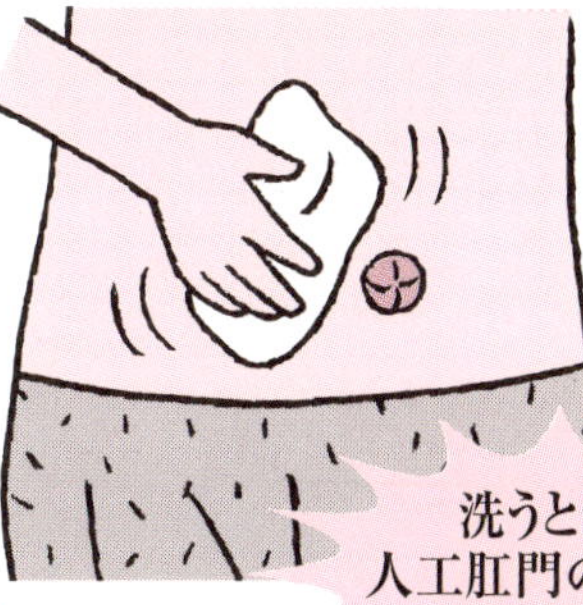

汚れや粘着剤などが残っていると、かぶれやかゆみの原因になるので、ていねいに洗う

洗うときは人工肛門の粘膜をこすらないこと

①使用済みの装具をはずす
古い装具をはずす。使用済みの装具は洗ってから新聞紙などに包み処分する

②人工肛門と周辺の皮膚を洗浄する
石けんを泡立て、付着した粘着剤や汚れをやさしくていねいに洗う

ドライヤーで乾かしたり、消毒薬で拭いたりしない

③乾いたガーゼで拭きとる
ガーゼで皮膚の水気をきちんと拭きとる

④面板の裏紙をはがす
新しい面板の裏紙をはがす

⑤面板を貼り付ける
人工肛門の下側に面板の孔の下側がぴったりくるように位置を合わせ、面板を貼り付ける

⑥装具をつける
ストーマ袋を装着する。なお、ワンピース型は⑤と⑥を同時にできる

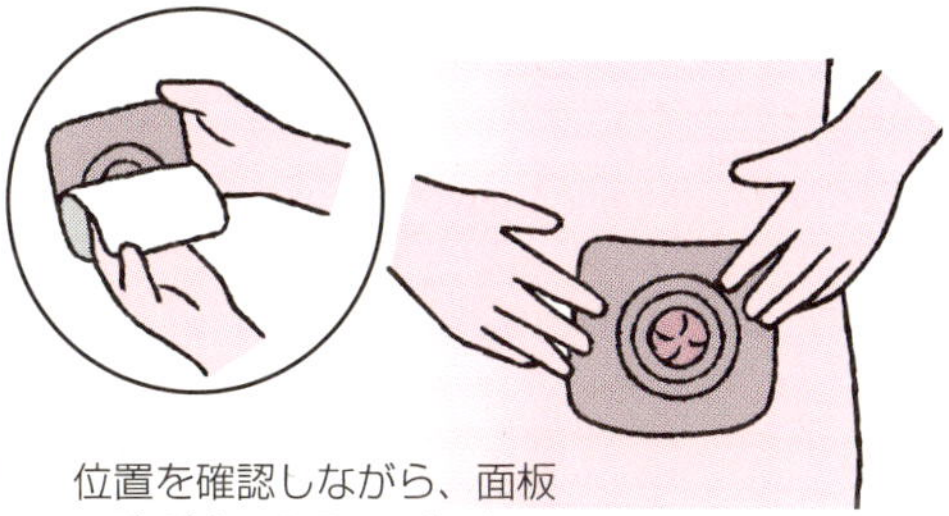

位置を確認しながら、面板の孔が人工肛門にぴったりはまるように貼る

パウチは「使い捨ての下着」と考える

人工肛門にした患者さんは、最初はパウチをつけること自体が負担で、精神的にも受け入れられない人が少なくありません。そんなときは「使い捨ての下着をつけている」と考えてみましょう。徐々に慣れてくれば、下着を替えるのと同じようにパウチ交換もスムーズにできるようになります。

もし、使い方で困ったときや別のメーカーのパウチを試してみたいときなどは主治医やストーマ外来に相談しましょう。

「自然排便法」「洗腸排便法」のどちらかを選ぶ

人工肛門から便を出す方法は二つあります。それぞれメリットとデメリットがあり、状態によって選びます。ただし、基本となる自然排便法をきちんと覚え、マスターしておくことは必要です。

自然排便法

自然に出てくる便をためて捨てる

袋に自然に出てくる便をため、適宜捨てる方法です。自分の意思とは関係なく、腸管内の便が人工肛門から排出されます。そのためときどき袋をチェックし、たまった便を捨てる必要がありますが、体力がない人でもおこないやすいのが特徴です。袋に便がたまりすぎるともれる心配があるので、袋の３分の１以上にたまってきたらトイレに捨てます。

対象
- ●人工肛門の大部分の人
- ●体力のない人
- ●放射線治療を受けている人

手順

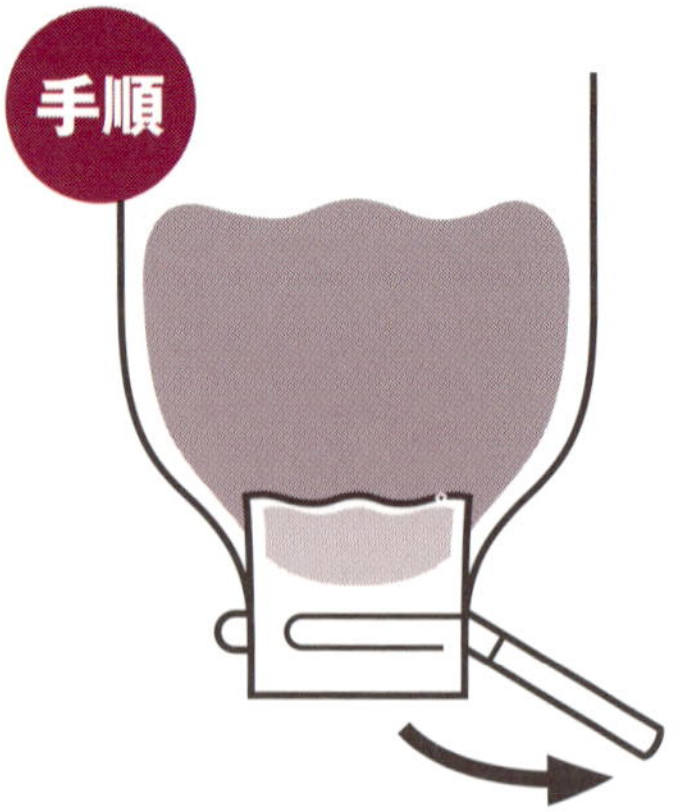

❶袋のクリップをはずす

ストッパーを押してから下げ、クリップをはずす。

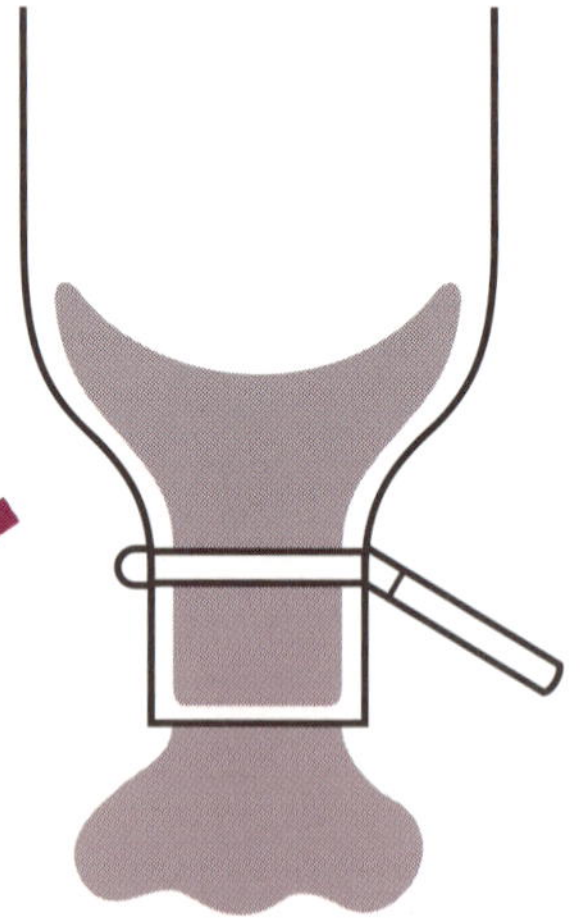

❷便を捨てる

袋の先端を便器に向け、中の便を捨てる。袋に付着した便はトイレットペーパーできれいに拭きとる。

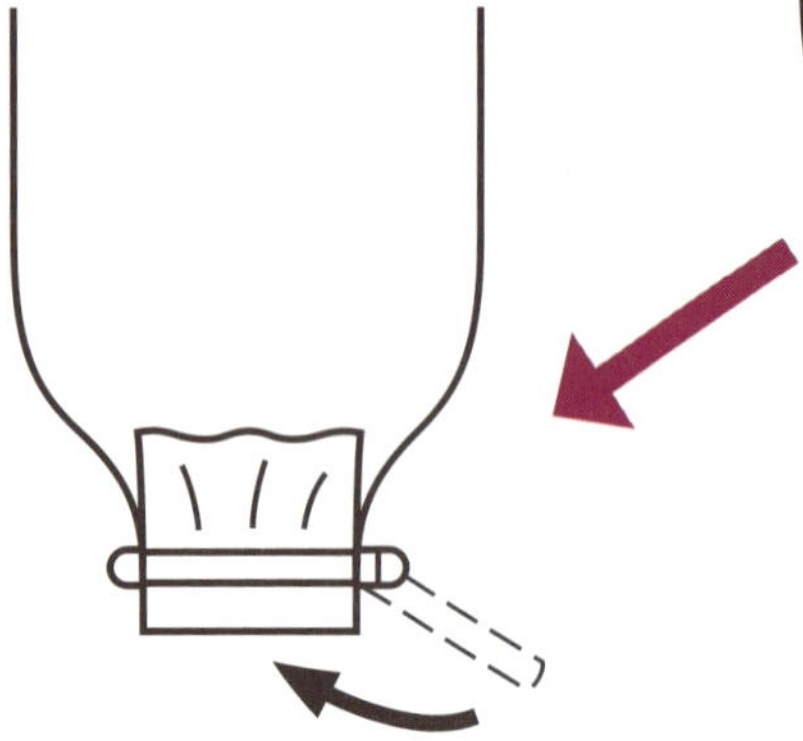

❸クリップで再び閉じる

袋の先端を元のようにたたんで、クリップで閉じる。

便の処理の方法は二種類ある

人工肛門を使って排便するには、「自然排便法」と「洗腸排便法」の二つの方法のいずれかを選択することになります。

それぞれ長所と短所があるのですが、洗腸排便法は特殊な器具が必要なうえ、座った姿勢を保てること、時間に余裕があることなど条件があるので、体調が悪いときにはできない場合もあります。そのため、自然排便法を必ずマスターしておくことが大切です。

洗腸排便法

人工肛門からお湯を入れて便を出す

人工肛門からぬるま湯を注入し、洗腸して便を排出させる方法です。時間を決め、1日1～2回おこないます。1回1時間ほどかかります。定期的におこなえば、洗腸時の排便だけで済むことがほとんどです。医師の許可と指導が必要で、特殊な器具を使用します。洗腸中は座った姿勢を保つので、体力がない人、具合が悪いときはできないことがあります。さらに、小腸ストーマや横行結腸にストーマがある人には適しません。

対象

- ●やる気のある人
- ●時間に余裕のある人
- ●下行結腸、S状結腸ストーマの人（単孔式ストーマ）

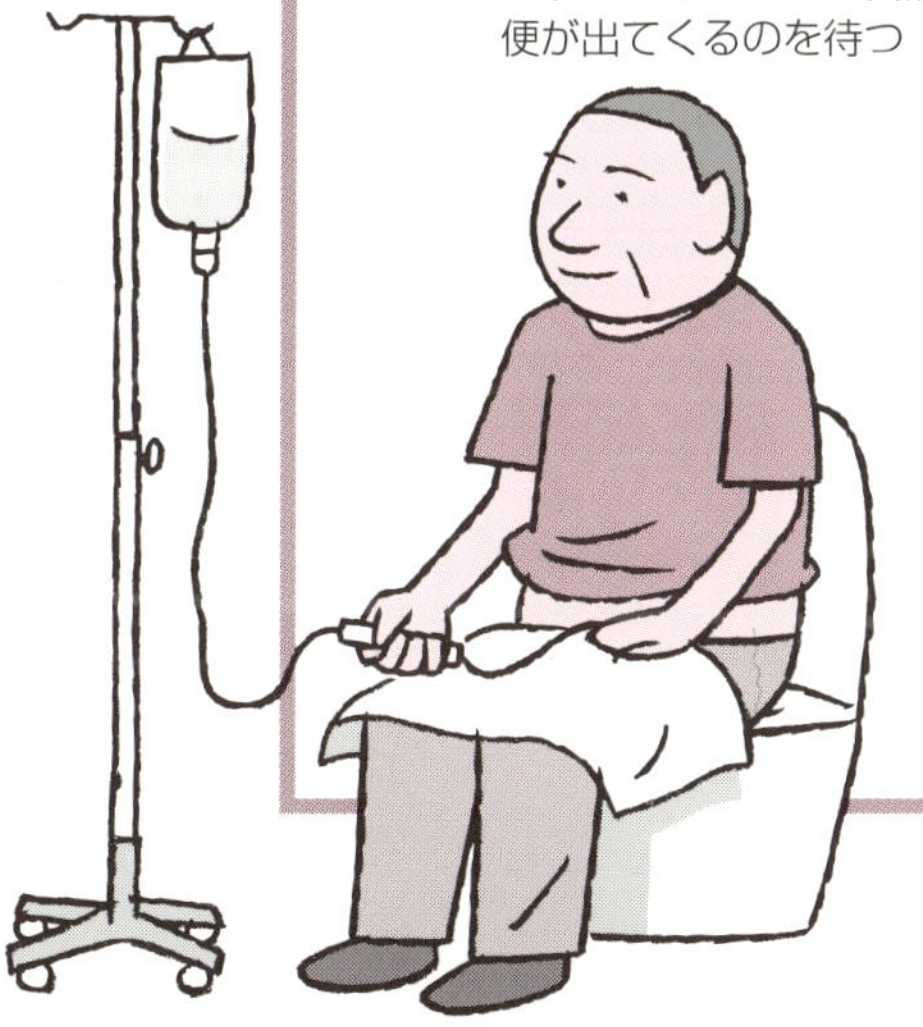

ストーマをおさえ、自然に便が出てくるのを待つ

手順 必要な道具を準備する

□洗腸用キット（洗腸液袋、チューブ、スタンドなど）
□洗腸用装具　□潤滑油
□ぬるま湯（37～40度）約1ℓ
□トイレットペーパー　□タオル
□ゴミ袋　□洗腸後に使う装具

❶注入部品を人工肛門にさしこむ

ぬるま湯を洗腸液袋に入れて、スタンドに60～80cmの高さで吊るす。洗腸用キットの注入部品を人工肛門にさしこみ、準備する。さしこみにくいときは潤滑油を使う。

↓

❷ぬるま湯をゆっくりと腸に注入する

1分間に100mℓ程度のスピードでゆっくりと腸にぬるま湯を注入する。最初は600mℓほどから始め、毎日少しずつ量を増やす。最終的には1～1.5ℓを目安にする。

↓

❸便が出始めたら、1時間ほどそのまま待つ

注入後、便が自然に出てくるのを待つ。最初に大量に出るが、30分ほど経過するとまた便が出るので終わるまで待つ。終わったら後始末をして装具をつける。

人工肛門のケア

人工肛門の色や表面を毎日チェックする

人工肛門をつくった場合、もっとも大切なのが衛生管理と人工肛門の状態を毎日チェックすることです。装具によるトラブルを防ぐためには状態を確認する習慣をつけ、異変に気づいたらすぐに対処します。

3つのチェックでトラブルに気づく

人工肛門にした場合、時間の経過に伴い、皮膚のトラブルや装具のズレ、便のもれなどの困った問題に直面することがあります。これらを未然に防ぐには、人工肛門とその周辺の皮膚、装具の3つを毎日きちんと観察し、異常がないか確認するようにしましょう。

1 人工肛門周辺の皮膚のチェック

□赤みや腫《は》れがないか
□かゆみがないか
□発疹や湿疹ができていないか
□傷ができていないか
□痛みはないか

2 人工肛門のチェック

□健康的な色か
□出血していないか
□異常な分泌物が出ていないか
□傷ができていないか
□痛みはないか

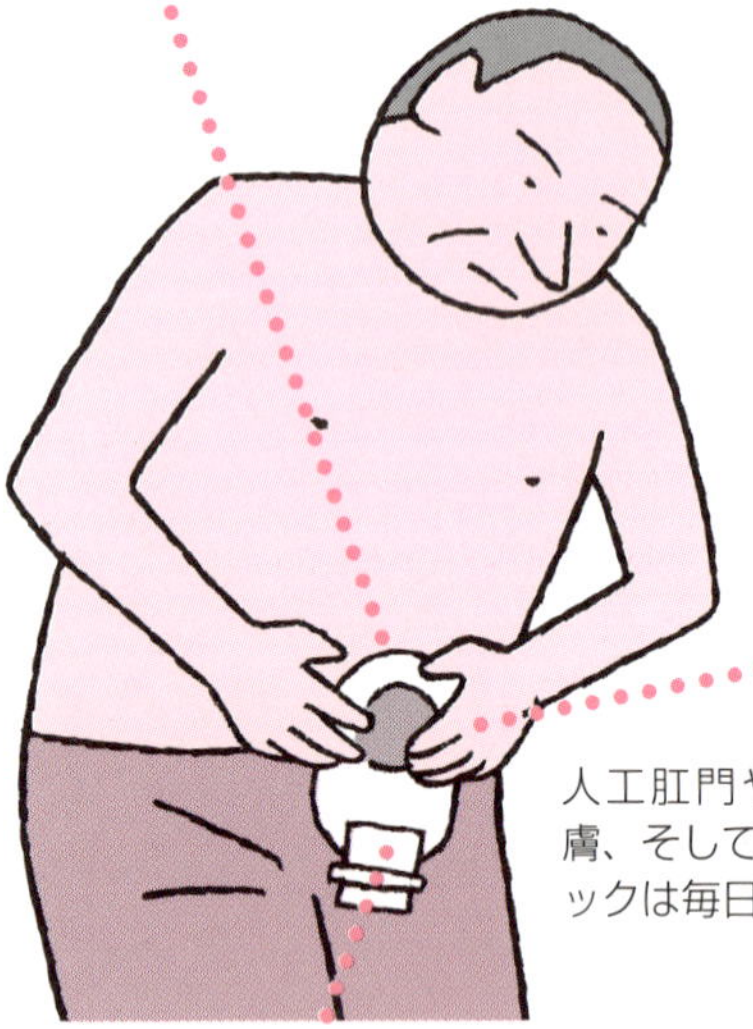

人工肛門や周辺の皮膚、そして装具のチェックは毎日おこなう

3 装具のチェック

□面板の孔の口径と人工肛門の大きさが適合しているか
□粘着剤や皮膚保護剤によるトラブルがないか
□装具が便や汗などで汚れていないか
□袋に便がたまりすぎていないか

人工肛門は体型が変わったり、加齢によって皮膚のたるみやしわができると、装具が合わなくなることがある。年数がたって、トラブルが増えてきたときは装具そのものを見直す必要がある

トラブル	対処法
人工肛門周辺の腫れ、痛み、傷 粘着剤や皮膚保護剤が自分の肌に合っていないことなどが原因になりやすい。	→肌に合う粘着剤、皮膚保護剤に換える →交換時に面板を無理に引っ張ってはがさない、爪でひっかいたりしない →新しい装具を貼る前に、皮膚の洗浄を徹底する
便もれによるかぶれ 人工肛門のまわりの皮膚の状態が変わったり、孔と面板の大きさが合っていなかったりすると便もれが起こりやすい。	→皮膚のしわやくぼみをよく観察し、面板がずれたりしわができないように貼る →面板の孔が人工肛門に適しているかをチェックする →体重の増減により装具が合わなくなっていないかを確認する →便をこまめに捨てる →便もれしたら丁寧に拭きとってから、皮膚を洗浄する
人工肛門のまわりの湿疹 汗をかいたり、固定用のテープやベルトがきつすぎたりすることが原因。	→夏場はあせもができやすいので、そのケアをする →交換の間隔を短めにする →固定用のテープやベルトでしめすぎないようにする →湿疹が広がるときは、早めにストーマ外来か主治医を受診する

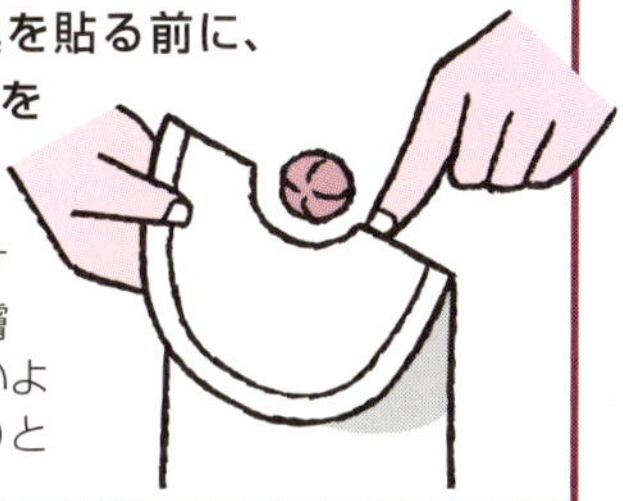

面板をはがすときは、皮膚を傷つけないようにゆっくりと

皮膚のトラブルや便もれなど、困ったことがあったら、ストーマ外来や主治医にすぐに相談する

早めの対処で悪化を防ぐ

かぶれや湿疹などのトラブルは、できるだけ早く主治医やストーマ外来を受診して手当てします。その際に、人工肛門と装具が正しく適合しているか、粘着剤や皮膚保護剤が原因になっていないかを調べてもらいます。そのうえで、自分でも装具交換時の手順や衛生面に問題がないか、再度確認しましょう。

かゆみ、湿疹にとくに注意する

人工肛門にすると、時間の経過に伴い、なんらかのトラブルが起こることがあります。

とくに多いのが皮膚のトラブルで、人工肛門周囲の皮膚にかぶれなどが起こります。原因は、使用する粘着剤によるものや便もれです。交換時に皮膚の洗浄が不十分だとかぶれやかゆみが起こり、それによって痛みが生じたり、化膿したりすることもあるのです。

こうしたトラブルを防ぎ、早期に気づいてケアするには毎日のチェックがとても大切です。

人工肛門のケア

「オストメイトの会」で情報交換ができる

人工肛門をつくったばかりの人にとって、生活上の注意点や悩みを相談できる窓口があると心強いものです。そこで利用したいのがオストメイト（人工肛門や人工膀胱をもつ人）の会です。

「オストメイト」の会がある

「オストメイト」とは、人工肛門や人工膀胱をもつ人のことです。現在、国内には10万人以上のオストメイトがおり、情報交換や交流の場として、いくつかのオストメイトの会が活動しています。

オストメイトの会

オストメイトの協会や団体は複数ある。インターネットで公式ホームページをみられるので気になるものをチェックしてみよう

日本オストミー協会

国内では昭和40年代後半から活動しているもっとも長い歴史がある協会。国際オストミー協会にも設立当初から加盟している。ストーマケアの基礎知識から生活情報、福祉情報、相談窓口などきめこまやかな活動をおこなっている。

電話：03-5670-7681

●注意　電話相談は各支部ごとに電話番号がある

http://www.joa-net.org/

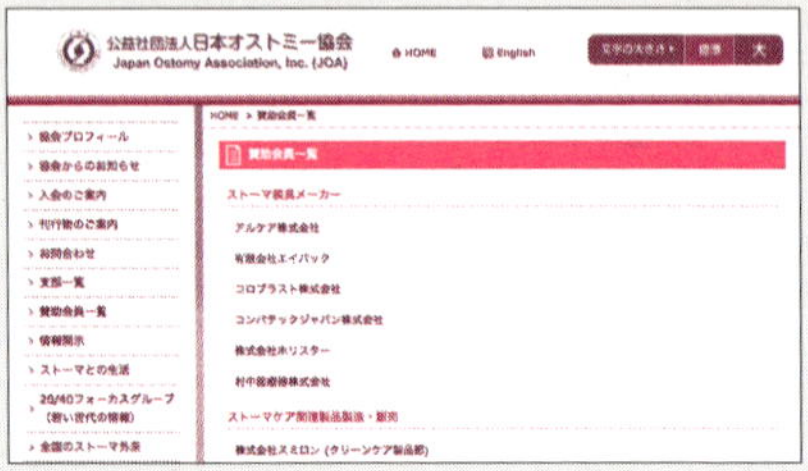

日本オストミー協会のウェブサイトは、人工肛門の装具のメーカーや販売店、その他の便利なサイトへのリンクも充実

ブーケ（若い女性オストメイトの会）

女性のオストメイトの会。ブーケの正会員年齢は49歳まで。さらに、10～20歳代の女性のオストメイトの会「コスモス」もある。若い女性ならではの結婚・妊娠・出産などに関する話題があるのが特徴。掲示板も開設されている。

http://www.bouquet-v.com/

国際オストミー協会（IOA）

海外に住む人、海外旅行に行く人などが利用できる。世界中のオストミー協会とつながっている。人工肛門の患者さんの生活の質の向上を世界規模で目指す。人工肛門の手術の発展にも貢献している。

http://www.ostomyinternational.org

●注意　ウェブサイトは英語表記

会に参加することで情報を得やすくなる

　人工肛門をつくった場合でも、以前のように生活できるようになりますが、慣れないうちはやはりあれこれ困ることがあります。

　ストーマ外来や主治医、看護師に相談することも大切ですが、同じ人工肛門をもつ人たちの経験談や情報もとても役に立ちます。

　こうした情報を得るには、オストメイトの会などに加入するのがおすすめです。日本オストミー協会では全国に支部がありますし、また女性だけの会もあります。自分が欲しい情報があるところをチェックしてみるとよいでしょう。

患者さんどうしで情報交換ができる

**　オストメイトの会のよい点は、自分と同じくストーマをもつ人たちの集まりなので、体験談や情報がきめこまかですぐに役立つものが多いことです。また、同じ悩みをもつ者どうしで交流ができるので、共感しやすく、精神的な支えになることもあります。**

人工肛門のケアに慣れている人から、注意点を教えてもらうことなどができる

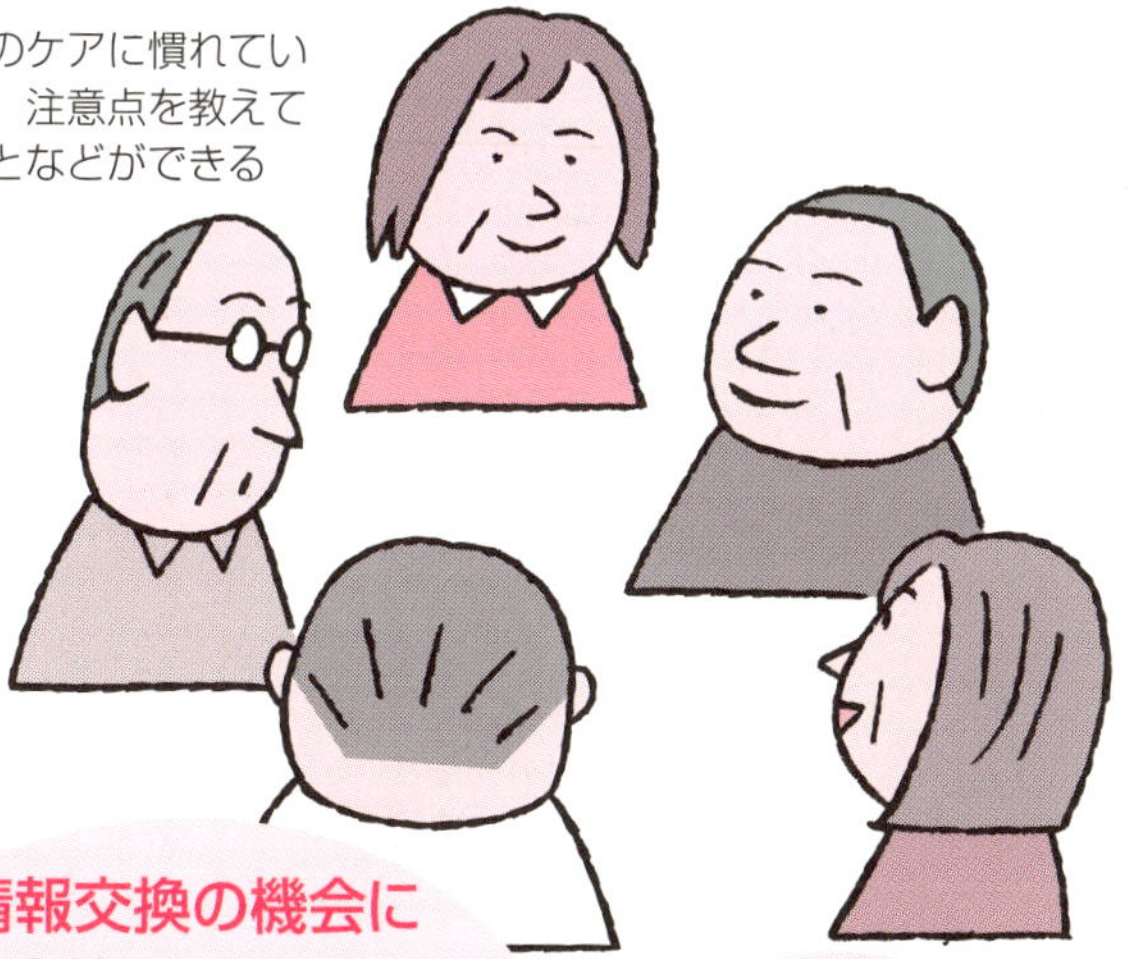
情報交換の機会に
人工肛門のケアについて、当事者どうしで相談・情報交換ができる。生活面の悩みや役立つ制度、便利な道具などについて話し合える
講演会や研修がある
当事者の会が専門家による講演会や、人工肛門のケアを学べる研修などを開くことがある
電話相談もできる
日本オストミー協会では、支部によっては電話による問い合わせを受け付けているところもある

オストメイトは社会福祉サービスを利用できる

　人工肛門をつくる手術を受けた人は、術後に身体障害者手帳（一級または三・四級など等級は個人差がある）の申請がおこなえます。居住地の市区町村役所の保健福祉課や福祉事務所で所定の用紙をもらい、医師が作成した診断書と意見書、顔写真、印鑑などを持参して申請手続きをすると、審査後に身体障害者手帳が交付されます。手帳があると装具の購入に使用できる日常生活用具支給券の交付を受けたり、交通機関の運賃が割引になったりできます。

　ほかに、年金加入者であれば障害年金の給付、障害者控除、医療費控除なども受けられるので、福祉担当窓口で相談しましょう。

COLUMN

人工肛門対応のトイレにはマークがある

人工肛門のある人だけでなく、大腸がんの術後は、外出先でトイレを使うことが多くなります。こんなとき、オストメイト対応のトイレなら使いやすく便利です。

便がもれたときなど緊急時に便利

人工肛門がある人は、袋内にたまった便の処理だけでなく、ストーマ装具がずれたり、便もれが起こるなどの急なトラブルでトイレを使うことが多くなります。自宅ならともかく、外出先だと和式のトイレしかなかったり、個室が狭かったりしてなにかと不便です。

こんなときのために覚えておきたいのが、オストメイト対応のトイレです。

通常の個室トイレより広めのスペースが確保されており、袋内の便を捨てたり、装具を洗ったりできる流し台が設置してあります。温水のハンドシャワーなどがついているところもあります。

オストメイト対応のトイレは、人工肛門がある人だけでなく、大腸がんの術後に多い便失禁の緊急処置にも使えます。

「オストメイトJP」でトイレの場所を調べられる

オストメイト対応のトイレは、現在、公共交通機関の駅構内、デパート、ショッピングセンターなどに設置されています。設置場所については、インターネットの「オストメイトＪＰ」のウェブサイトで調べることができます。

外出する前にチェックして位置を確認しておくと安心です。急な場合は、携帯電話やスマートフォンでも検索できます。

オストメイト対応のトイレは、左図のマークが表示してあるので、覚えておくとよいでしょう。

オストメイト用のトイレが設置されていることを示すマーク

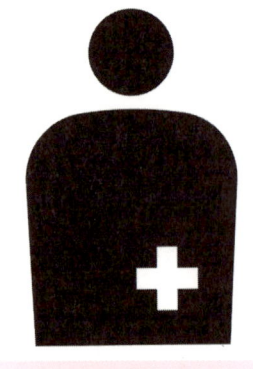

オストメイト JP
http://www.ostomate.jp/

4

生活の変化
制限されることはほとんどない

手術で大腸や肛門を切除すると、
その後は生活が一変してしまうと思うかもしれませんが、
じつはそうでもありません。
食事や運動、仕事などに制限がかかることは
ほとんどなく、海外旅行にも行けます。

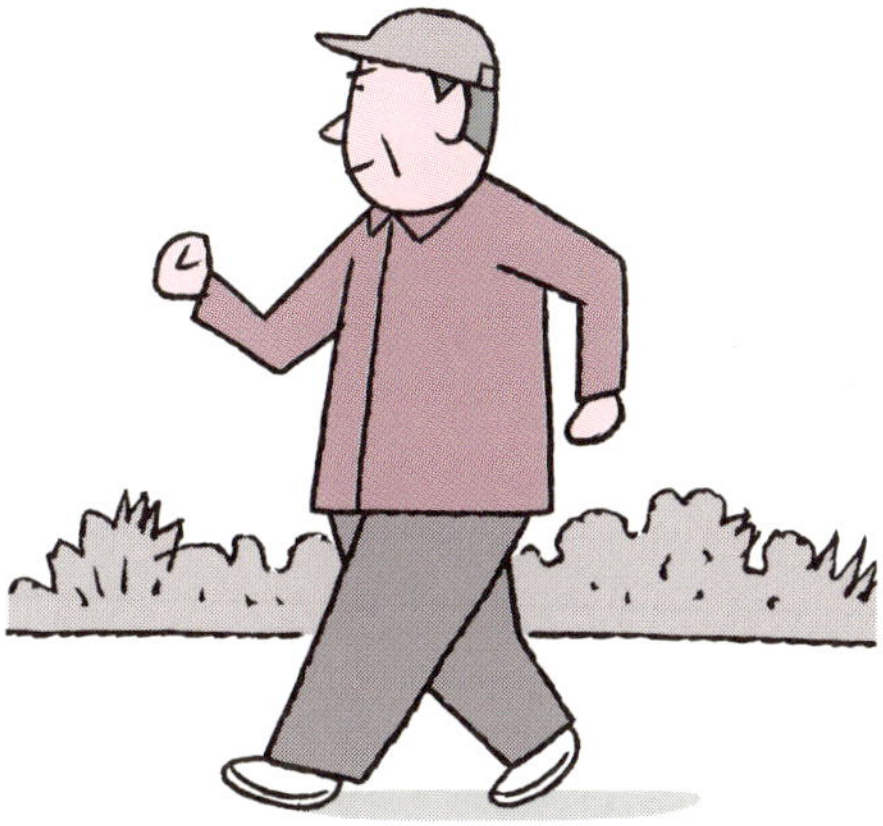

プロフィール

直腸がんと診断され、直腸と肛門の切除手術を受け人工肛門となったＡさんは、退院後、順調に回復。食事の注意点や人工肛門のケアを覚えて、運動や旅行など趣味を楽しめるようになりました。

ストーリー

大腸のいたわり方を覚え、運動や旅行も楽しむ日々

POINT

術後、腸の機能が低下している時期をすぎ、症状が落ち着いてきたら、食べすぎやガスがたまりやすい食品にさえ注意すれば、とくに食事制限はない。（68ページ参照）

❶ Ａさんが生活面でもっとも気になっていたのが、人工肛門のケアのことです。装具を使いこなせるようになるか、以前のように出かけられるのかと、いろいろ不安に感じていました。はじめは確かにとまどい、装着にも時間がかかりましたが、次第に慣れました。

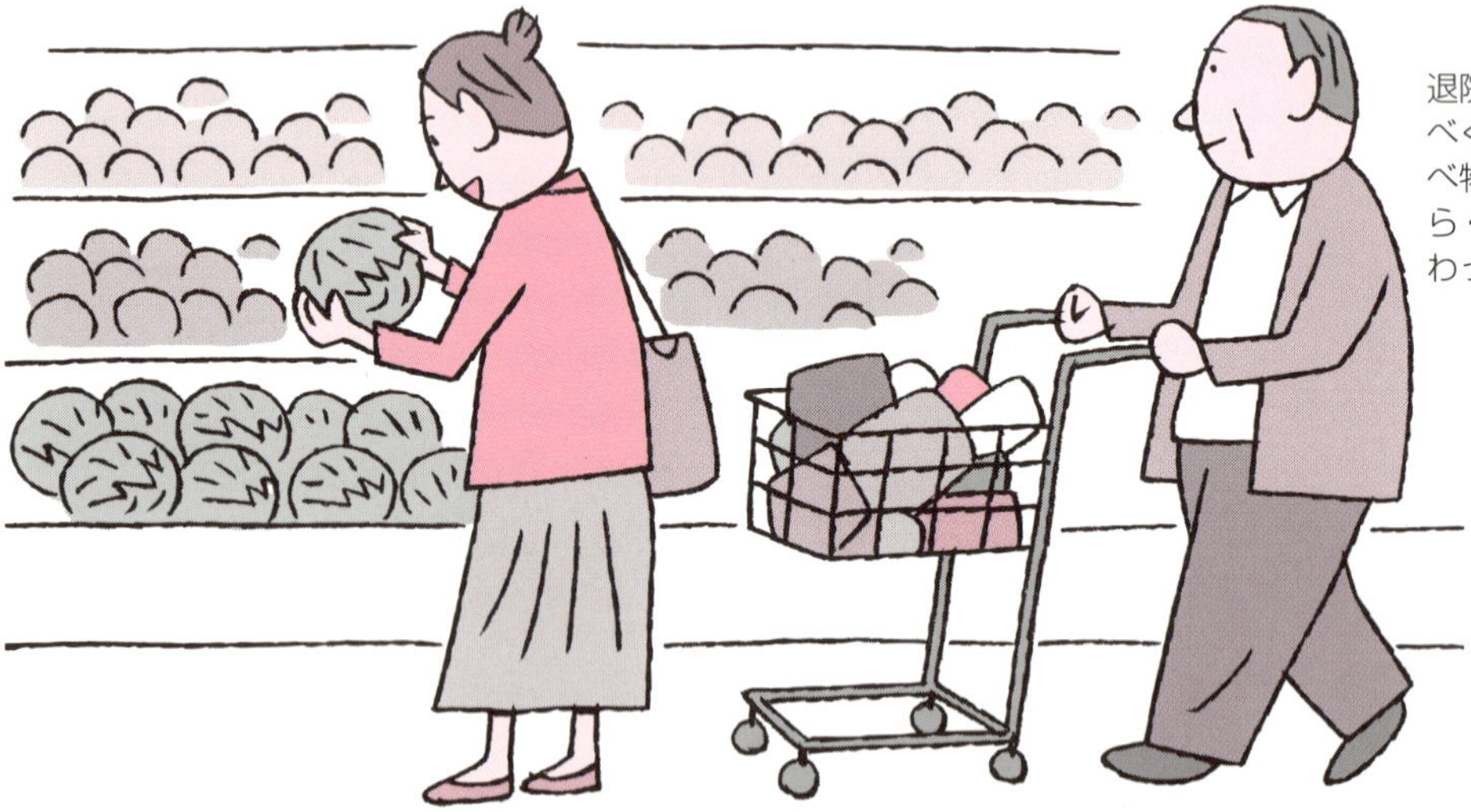

退院直後は、なるべく消化のよい食べ物を選び、しばらく大腸をいたわってすごした

❷ Ａさんは食べることが好きなので、食べ方に制限がかかるのではないかと心配していましたが、それも杞憂《きゆう》でした。おかゆや、やわらかく調理したおかずから食べはじめ、徐々に食べる種類や量を増やしていき、退院後数ヵ月で食事もほとんど元通りになりました。

❸ 人工肛門になってからは、においが心配でした。そこで、定期検診の際に看護師にケアの方法を質問しました。装具をこまめに空にする、下着は毎日替える、ガスがたまりやすい食品をひかえるといったことに注意すると、においが強くなることを防げるとわかりました。

手術の直後は便が出やすく、水分が排出されやすいので、散歩のときにも水分補給を心がける

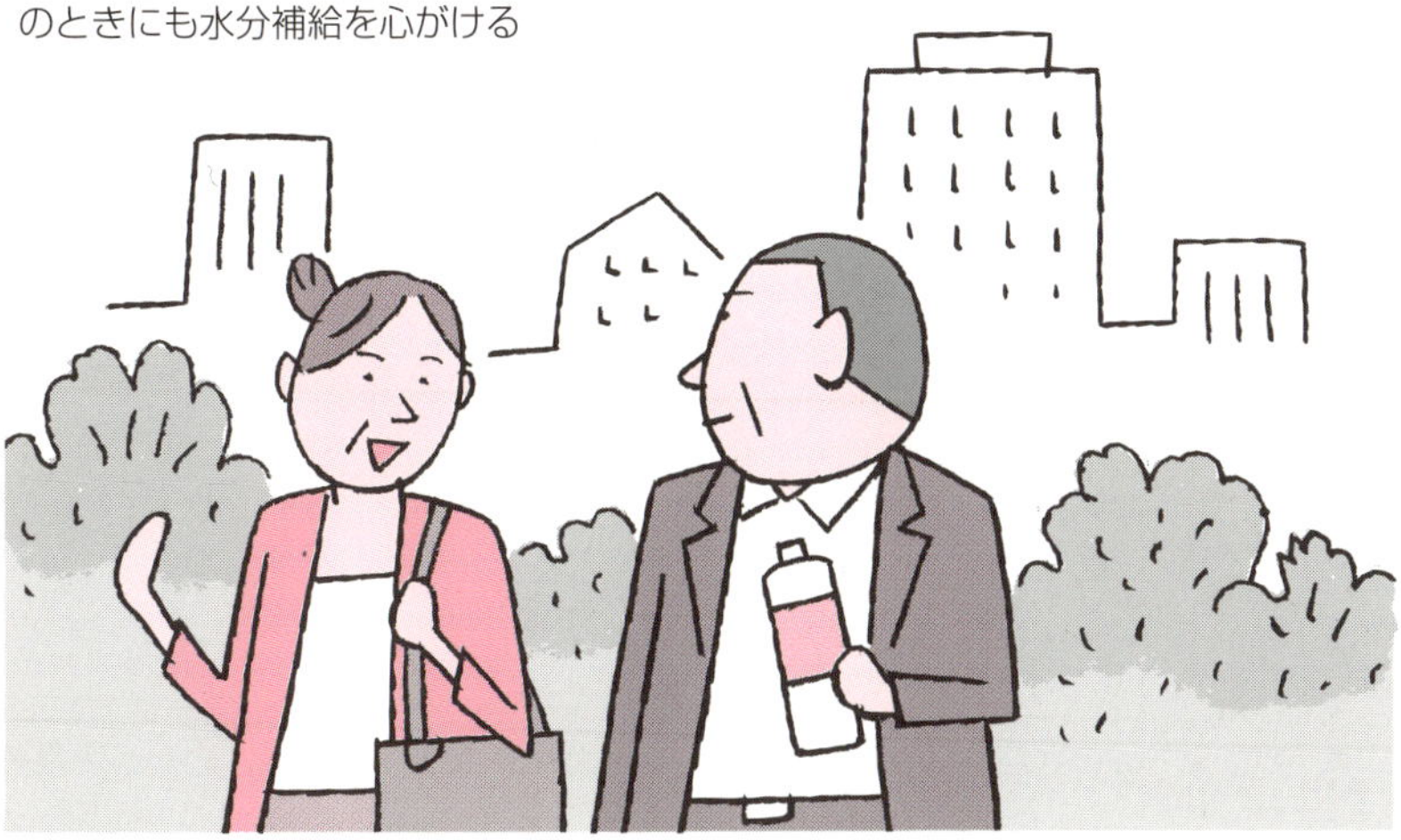

4 入院生活でAさんの筋力や体力はやや低下していましたが、退院後、少しずつ体を動かして、回復をはかりました。主治医と相談のうえ、まずは散歩から。その後、ウォーキングや水泳などにもチャレンジしていきました。

5 手術後の生活にも徐徐に慣れてきたAさん。食事のことや体力面の不安、人工肛門のケアなどを家族もいっしょに学んでくれたことが、Aさんの励みになりました。

6 体力が回復してきたので、夫婦で日帰りの観光バスツアーに参加することにしました。Aさんは自分でできそうだと思ったことにはチャレンジして、行動範囲を広げていこうとしています。

バスに長時間乗ることには不安もあったが、家族も同行してくれるので、思いきって行ってみることに

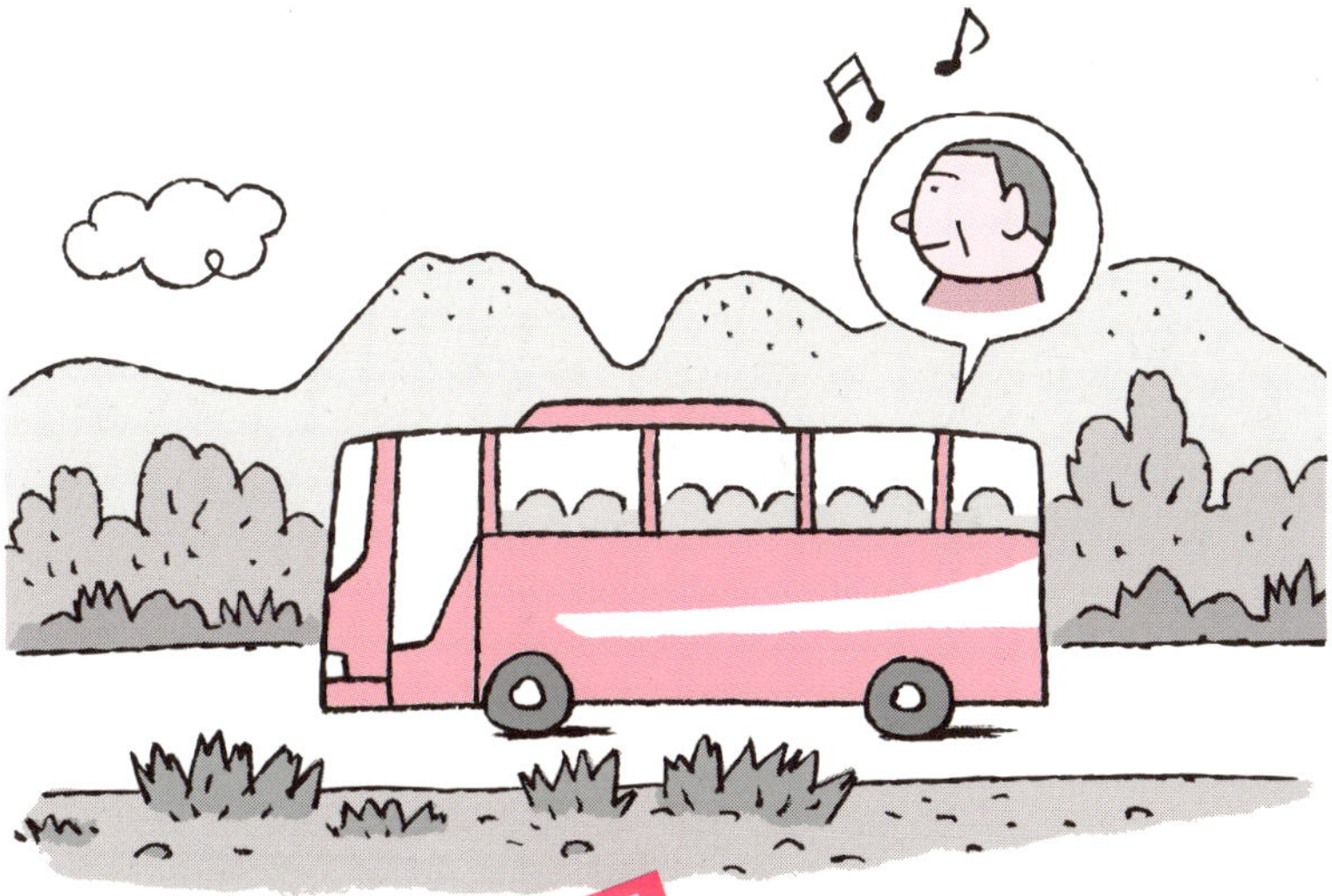

退院後、以前の生活に戻るには時間がかかります。個人差も大きく、数週間で戻れる人もいれば、数ヵ月かかる人もいます。あせらずに、少しずつとりくむことが大切です。また、家族の協力が不可欠です。

POINT

外出や旅行は、少しずつ距離と時間を延ばしていくこと。実際に出かけてみることで、必要な準備やコツがわかるようになる。(80ページ参照)

食事

食物繊維は消化がよくないので手術直後はひかえめに

入院中の食事は患者さんの状態に応じたものが出されるので心配ありませんが、退院後は自分で食べるものや食べ方に注意することが大切です。当分は消化が悪いものはひかえ、少しずつ食べる量を増やしていきましょう。

術後3ヵ月で段階的に戻す

治療法や患者さんの状態により差がありますが、術後の食事は段階をへて徐々に元に戻すのが基本です。術後すぐは水分のみの摂取ですが、2～3日目に流動食や五分がゆなどからはじめます。最終的には、3ヵ月ほどで元に戻すように進めていきます。

手術

五分がゆ

流動食のあとは五分がゆに替わる。おかずは、軽くかんでもつぶせる程度にやわらかく調理した野菜や魚の煮物など。

おかゆ、うどん

主食はおかゆややわらかく煮たうどんなど。おかずは栄養バランスを考え、肉・魚、野菜、海藻、乳製品、いも類、果物などをできるだけやわらかく調理したもの。

一カ月

食物繊維はひかえめに

ひじき、ごぼう、れんこんなど固くて食物繊維が多い食材は、消化が悪く腸に負担がかかるので術後しばらくはひかえる。そのほか、発酵食品、香辛料などの刺激物、アルコールも腸に負担をかけるので、医師の許可が出るまではさける。

食欲に注意

術後1～2ヵ月になると食欲が戻ってくるが、食べすぎると腸閉塞を起こすことがあるので要注意。「食欲が戻る」イコール「腸の機能が元通り」ではないので、食べすぎないようにする。

二カ月

いろいろ試す

おなかの調子と体調をみながら、いろいろな食材や献立を試す。通常の調理法のものや、油脂類を使ったものも一口ずつ食べてみて、問題がなければ徐々に食べる量を増やしていく。

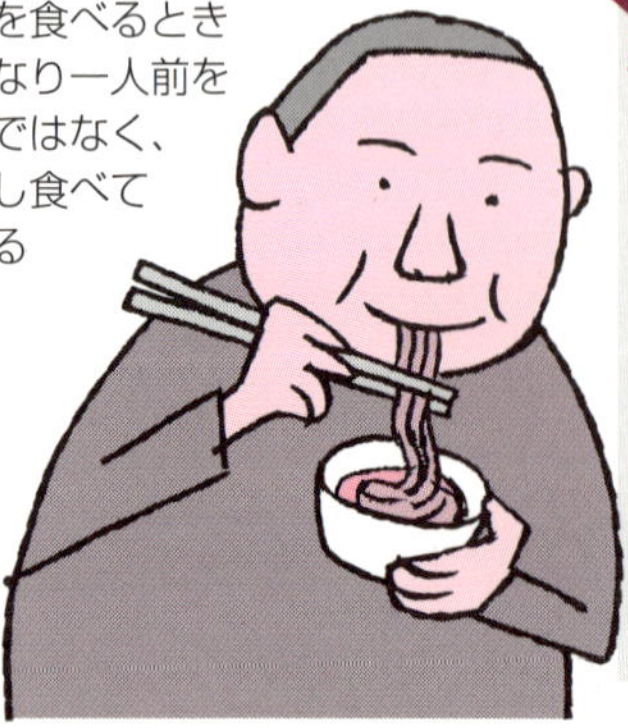

ラーメンを食べるときは、いきなり一人前を食べるのではなく、ほんの少し食べて様子をみる

三カ月

食事の6つの注意点

大腸がんの術後の食事の注意点は、以下の6つです。さらに、ちょっとした刺激で下痢をしやすいので、自分で量を加減したり調理法を工夫しましょう。

1 腹6分目

これまでどおりに食べると腸に負担をかけ、下痢や便秘を招く。当分は腹6分目を目安にし、術後3ヵ月で通常に戻すように、少しずつ食べる量を増やしていく

2 ゆっくりかんで食べる

腸の粘膜への刺激や負担を軽減するには、よくかんで食べる。それが腸閉塞、下痢、おなかの張りなどを防ぐことにつながる

3 調理を工夫

食欲がないとき、おなかの調子が悪いときなどは、体調に応じて調理法を変える。ポタージュスープやゼリー、ムース、豆腐や茶碗蒸しなどは口当たりも消化もよい

4 腸内細菌を増やす

腸の働きを助けて腸内細菌を増やす、ヨーグルトや乳酸菌飲料などを利用する。ただし、とりすぎると下痢をしやすいので、様子をみながら少しずつとる

5 リラックス

食事は楽しくとるのがいちばん。器や盛りつけを工夫したり、好きな音楽を聞いたり、家族や友人といっしょに食べるようにする

6 食物繊維をひかえる

食物繊維は消化が悪く、腸に負担をかけるので、術後1～2ヵ月はひかえる。また、冷たい飲み物も刺激が強すぎるのでさける

とりたいもの・さけたいもの

○ おかゆ、うどん、鶏のささみ、白身魚、豆腐、緑黄色野菜、牛乳、ヨーグルト、チーズ、缶詰の果物、ほうじ茶、麦茶、ゼリーなど

× 玄米、中華麺、脂肪の多い肉、根菜類、海藻類、漬物、繊維の多い果物、しらたき、アルコール、炭酸飲料、揚げ菓子など

術後は腸の機能が低下している

手術を受けたあとしばらくは、腸の機能が低下しています。

具体的には、腸のぜん動運動がにぶくなり、胃や小腸を通過した食べ物のカスを便にする働きが悪くなっています。そのため、下痢や頻便、便秘などが起こりやすくなってしまうのです。

また、術後三ヵ月ほどは腸閉塞が起こりやすい時期でもあるため、とくに食事の内容や食べ方には注意する必要があります。

食事

気になるにおいは食品選びで減らせる

術後には患者さんの多くが、おならや便のにおいが強くなったと感じます。これは手術の影響によるものなので、あまり心配する必要はありませんが、食品選びを工夫すると軽減できます。

術後は腸内細菌の比率が変わってくる

大腸がんで手術を受けたあと、手術前よりもおならや便のにおいが強くなったとか、変わったと感じる患者さんが多くみられます。

これは、手術や術後に投与される抗菌薬などの影響により、もともとの腸内細菌叢《そう》のバランスが乱れることが原因です。腸内の善玉菌など菌の種類や数、バランスが変わったためなのです。

それ自体は異常ではないので、心配はいりません。ただ、食品によってはおならが出やすくなったり、においが強くなることがあるので、出かけるときや人前に出るようなときには、こうした食品をひかえるとよいでしょう。

避けたいもの①
においを強くする食べ物

たんぱく質の多い肉類や甲殻類、香味野菜、豆類、発酵食品、アルコールはおならや便のにおいが強くなる傾向があります。

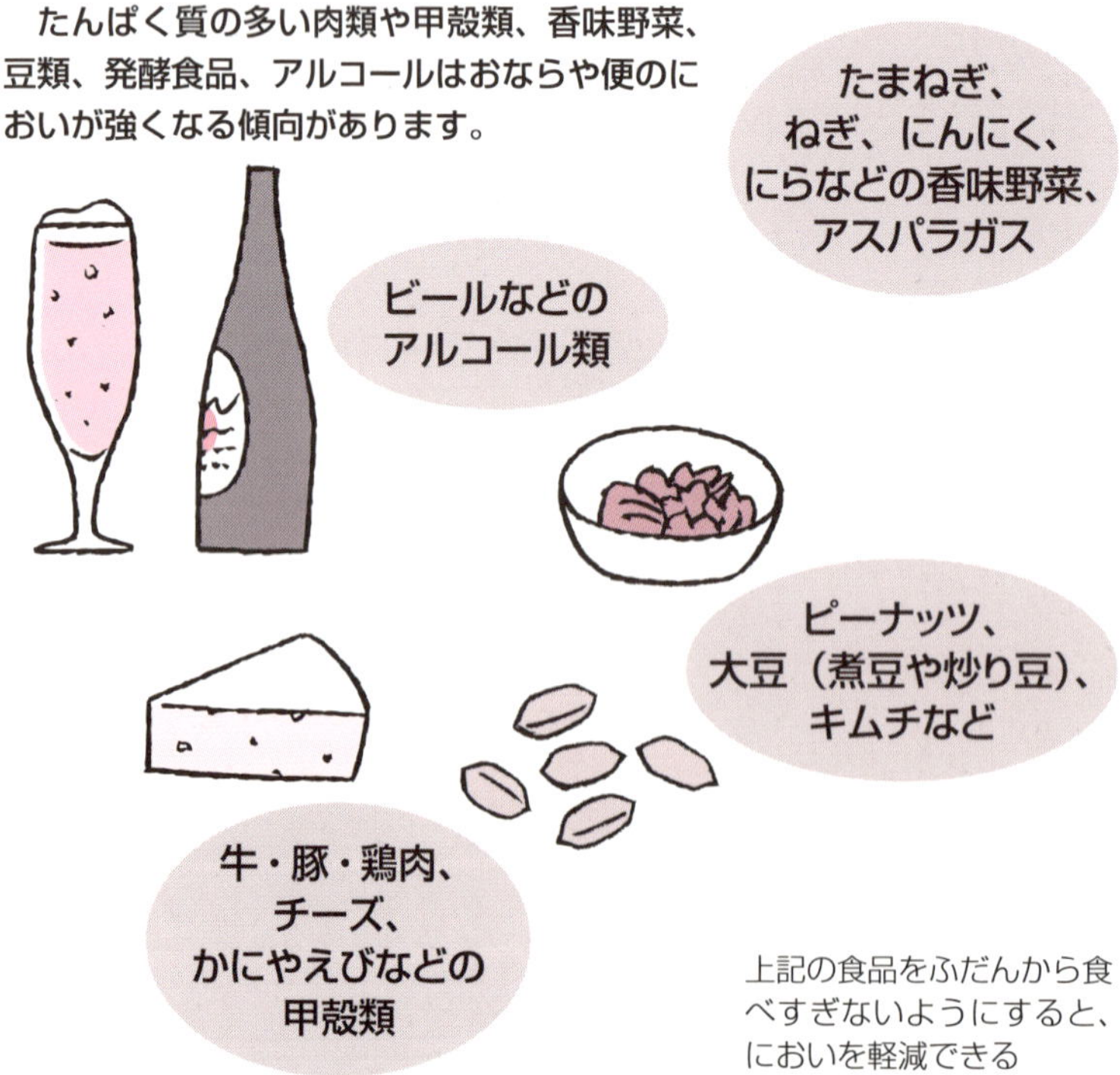
たまねぎ、ねぎ、にんにく、にらなどの香味野菜、アスパラガス
ビールなどのアルコール類
ピーナッツ、大豆（煮豆や炒り豆）、キムチなど
牛・豚・鶏肉、チーズ、かにやえびなどの甲殻類

上記の食品をふだんから食べすぎないようにすると、においを軽減できる

避けたいもの②
ガスが出やすくなる食べ物

腸内での発酵をうながす食品や食物繊維が多いものは、ガスがたまったり、出やすくなります。

えび、カキ

炭酸飲料やビール

さつまいも、じゃがいもなどのいも類

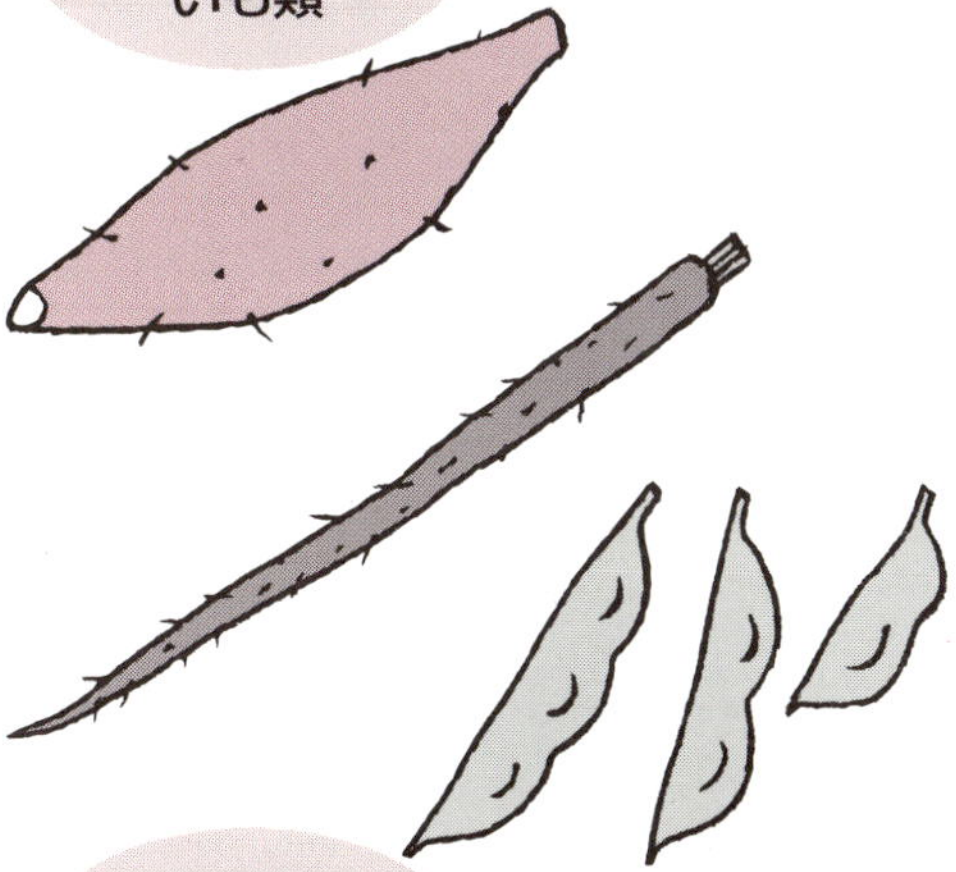

ごぼうやかぼちゃも食物繊維が多い

大豆などの豆類、納豆、きなこなど

しいたけ、エリンギ、しめじなどのきのこ類

避けたいもの③
腸を刺激しすぎる食べ物

手術後１～２ヵ月は腸の機能が元に戻らないので、腸粘膜を刺激しすぎる食品はひかえます。消化不良を起こし、下痢になりやすいので気をつけましょう。

アイスクリーム、シャーベット、かき氷などの冷たいものは腸を刺激する

からし、とうがらし、こしょう、わさび、にんにくなどの香辛料や香味野菜のほか、カレーやキムチ、麻婆豆腐などの香辛料が多く使われているメニューもひかえる

天ぷら、フライ、脂身の多い肉など脂質が多いと消化が悪い

外食時は下痢になりやすいので注意

たまには気分転換に外食するのもよいことですが、まだ腸が本調子ではなく下痢をしやすいので、メニュー選びには注意します。

脂っこいメニューをひかえ、和食などあっさりしたものにしましょう。香辛料が多いものも要注意です。

外出先でトイレに行く回数を減らすためにも、食べる量は少しおさえたほうが安心です。

服装

大腸をしめつけない、ゆるめの服装がよい

術後の傷が完全に治るまでは、あまり腹部をしめつけないよう、ゆったりめの服装がよいでしょう。また、人工肛門をつくった場合は注意点がいくつかあるので、主治医や看護師に相談しながら工夫していきます。

着物でもドレスでも着たいものを着る

開腹手術を受けたあと、しばらくの間はおなかの傷が気になる人も多いでしょう。

傷が完全に治るまで（約三ヵ月が目安）は、あまり腹部をしめつけない衣類のほうが楽です。しばらくは傷跡も目立ちますが、徐々に落ち着いてくるので、あまり気にしすぎないようにしましょう。

極端に腹部をギュッとしめつけるのでなければ、着物でもドレスでもかまいません。

もし、傷跡に痛みなどの気になる症状があるときは、主治医に相談してください。

なお、人工肛門をつくった場合は、いくつか注意点があります。

服装も基本的に制約はない

開腹手術を受けたあとは、腹部に傷跡があるので、しばらくはあまりしめつけないようにしますが、傷が治ったら、あまり気にする必要はありません。

制限なし
傷が治ってからはとくに制限はない。着たいものを着てよい

失禁対策をしてもよい
術後しばらくの間は、頻便や便もれが起こることが多いため、用を足しやすいウエストがゴム仕様の衣類が脱ぎ着が簡単。紙パンツなどは薄型のものにすれば、服装を気にせず使いやすい

体調が回復し、傷も治ってきたらひと安心。趣味ややってみたいことにどんどんチャレンジしよう

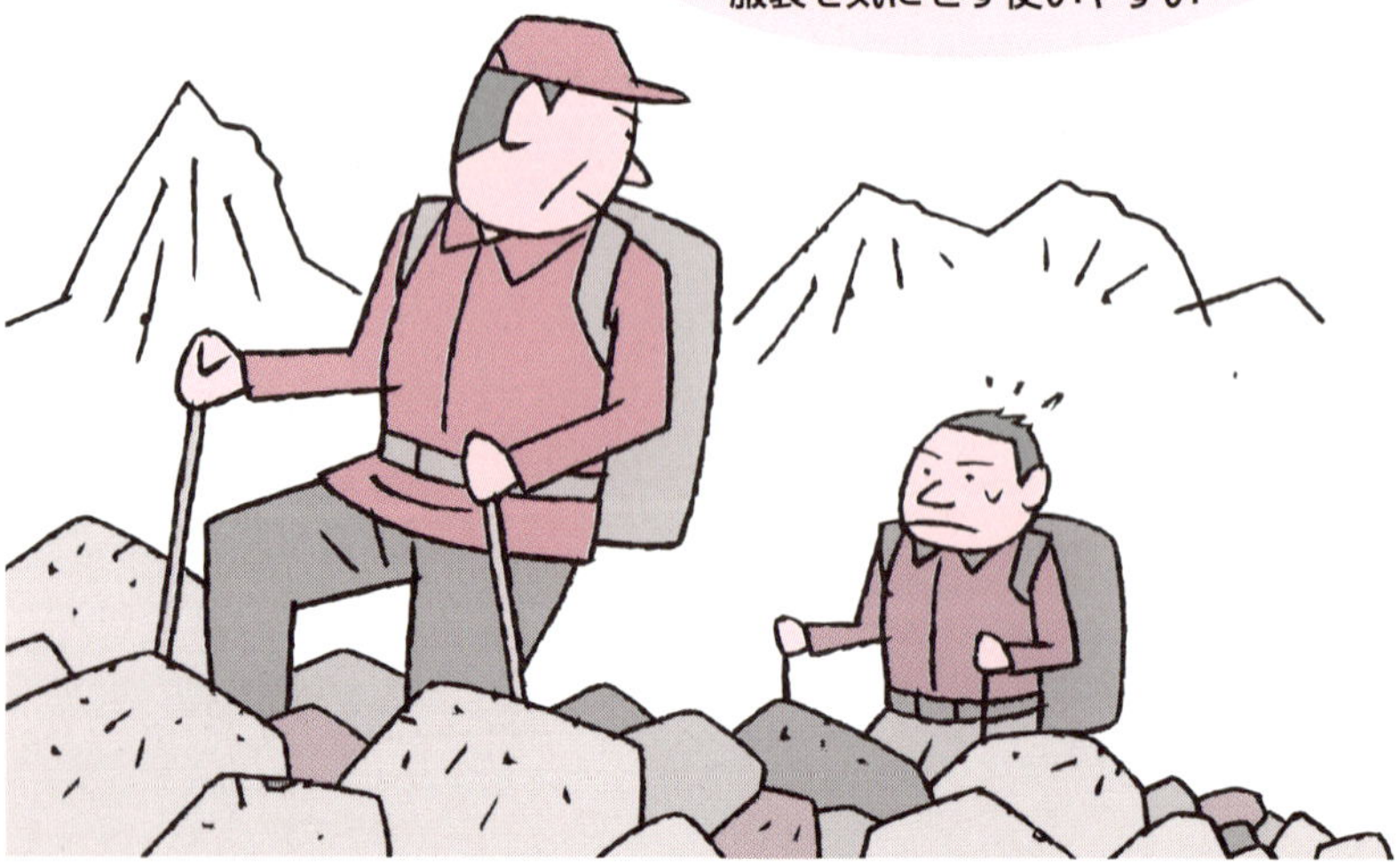

人工肛門の人は注意点がある

腹部に人工肛門をつくった人の場合は、服装に関して以下のような注意点があります。もし困ったことがあったら、主治医や看護師に相談するか、ストーマ外来を受診して対策を教えてもらうとよいでしょう。

おなかをしめつけない

人工肛門の真上でベルトをしめたり、きつい下着などで圧迫したりしない。装具もしめつけると便もれの原因となるので注意する。また、装具が直接肌に触れると、汗をかいて蒸れ、あせもやかぶれの原因になる。下着に切りこみを入れて、そこから装具を外側に出すなどのひと工夫が必要。

女性の場合

女性のほうが服装面では人工肛門の影響を受けにくい。腹部にベルトがないワンピースや、プリーツがたっぷりあるスカートなら人工肛門を圧迫せず、しかも目立ちにくい。

男性の場合

ズボンのベルトが人工肛門や装具にあたることがあるので、サスペンダーを使う人が多い。なお、人工肛門や装具を圧迫しないように、ズボンのウエストサイズは少しゆとりがあるものを選ぶようにするとよい。

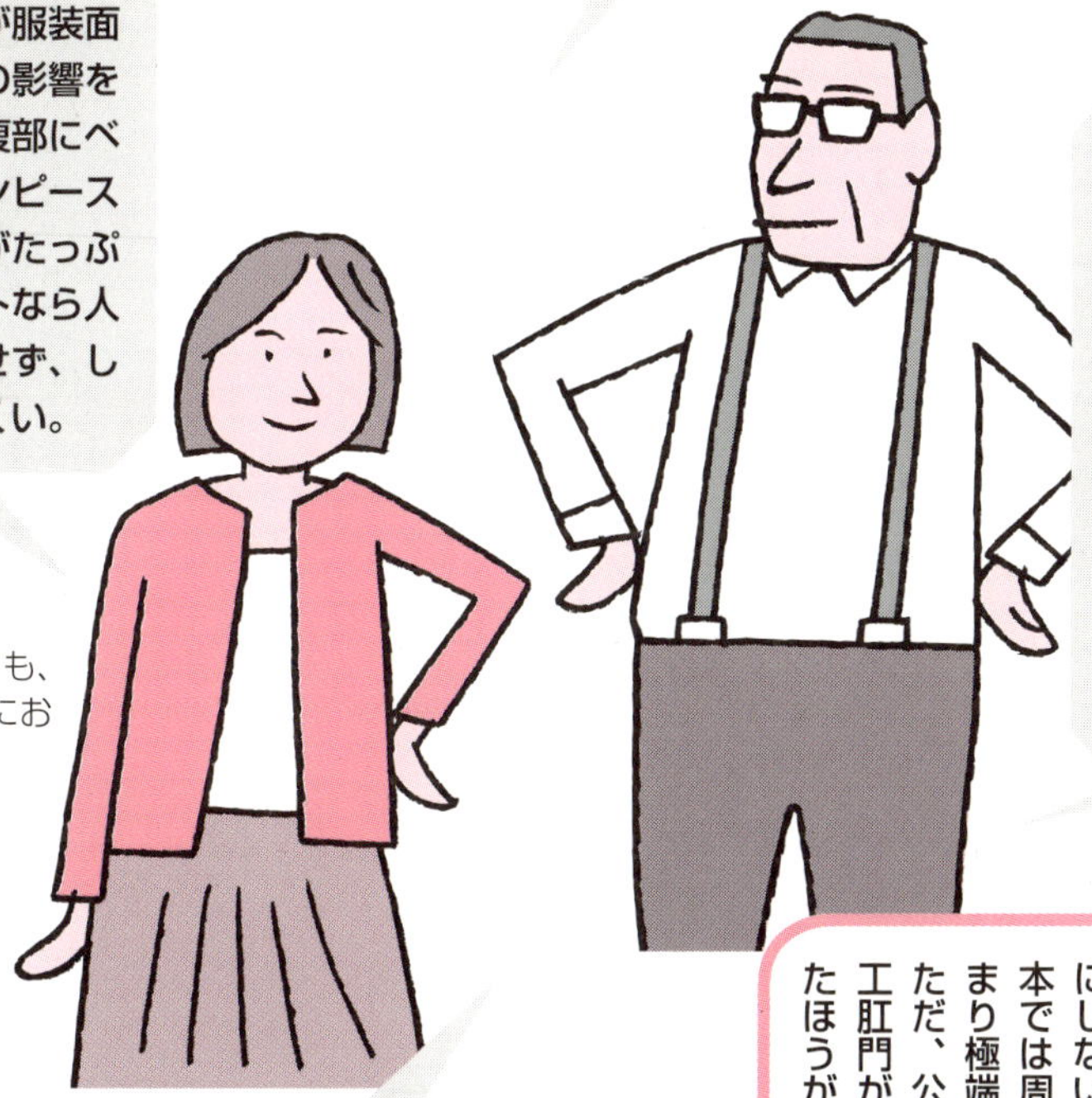

人工肛門があっても、工夫しだいで十分におしゃれを楽しめる

下着は通気性を考えて

装具をつけていると汗をかきやすいので、通気性がよく、汗を吸収し、すばやく乾く素材がおすすめ。また、におい対策には毎日着替えること。外出先で汚したときのために予備を持っておくと安心。

あまり薄着だと恥ずかしい？

夏場、薄着になると腹部に装着した装具が透けてみえることがあります。とくに、男性に多いようです。海外では男女ともあまり気にしないことが多いのですが、日本では周囲の目を気にしてか、あまり極端なケースはありません。ただ、公共の場ではできるだけ人工肛門が目立たない服装を心がけたほうがよいでしょう。

運動

三ヵ月ほどで痛みがおさまり、運動できるように

術後には体力の衰えを感じる人も多く、そのままにしておくとますます筋力が低下し、体調も回復しにくくなります。無理は禁物ですが、術後から少しずつ体を動かすようにしましょう。

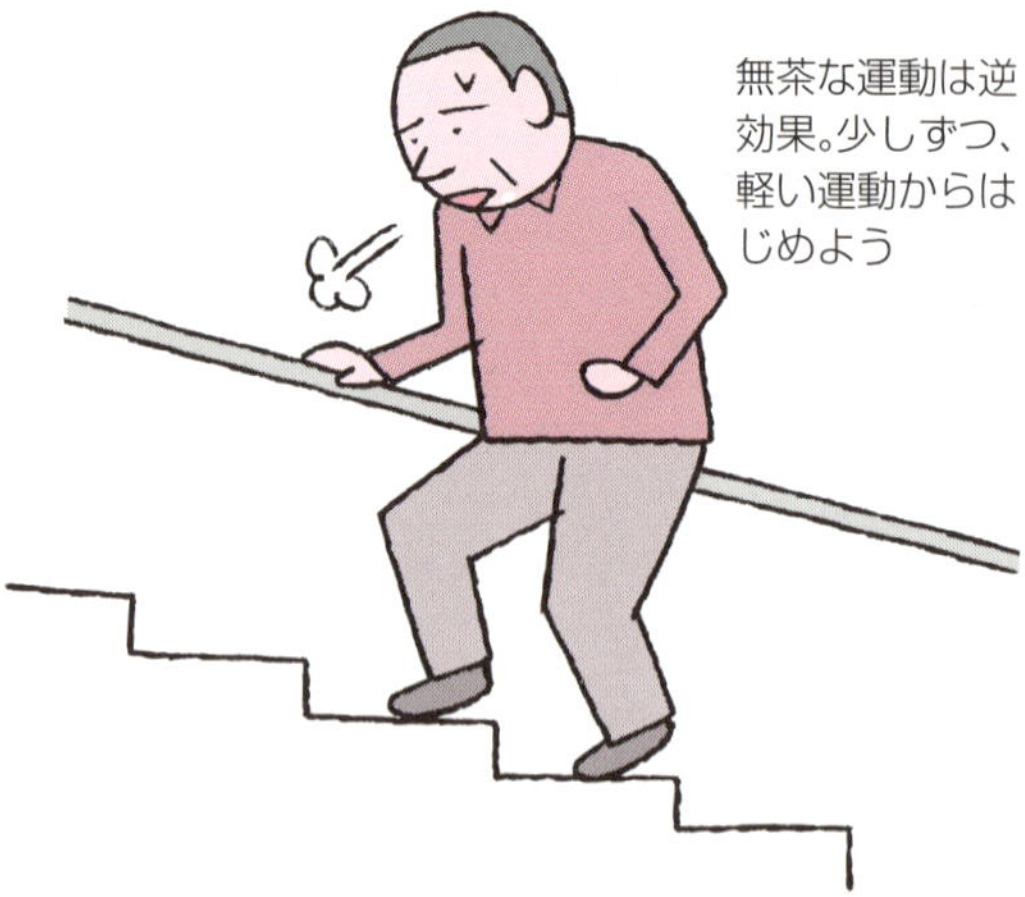

無茶な運動は逆効果。少しずつ、軽い運動からはじめよう

運動も3ヵ月は無理をしない

手術を受け、退院したあとの３ヵ月間はできるだけ体に負荷をかけないようにします。体力が衰え、体重も減る人が多く、また手術の傷も完治していないので、無理は禁物です。歩行からはじめ、少しきついところでやめるようにします。

自転車は注意

人工肛門をつくり、肛門をふさぐ手術を受けた人は、自転車に乗ると傷を圧迫して痛むことがある。乗るのは傷が完全に治ってからにする。

手術

日常動作から

退院直後は無理をしない。まだ、術後の傷が固く、痛みもあるので運動は禁止。家事を手伝ったり、身の回りのことを自分でしながら、傷の回復を待つ。

一ヵ月

少しずつ体を動かす

傷の状態が落ち着いてきて、主治医の許可があれば、軽いストレッチや散歩（ウォーキング）などで体を動かす。

二〜三ヵ月

適度な運動を開始

３ヵ月を過ぎたら、適度に体を動かすほうがよい。ウォーキングや軽めのジョギング、水泳などの有酸素運動は持久力がつくのでおすすめ。なお、運動時はトイレ対策をしておくと安心。

三ヵ月以降

おすすめの種目とさけたい種目

術後3ヵ月以降になると傷の状態も落ち着き、体調もだいぶよくなってきます。このころになったら、スポーツで適度に体を動かすようにしましょう。ただし、腹部を強く圧迫したり、腹圧をかけない種目を選ぶようにします。

運動時には急に便意をもよおすことがあるので、トイレ対策をしておくと安心

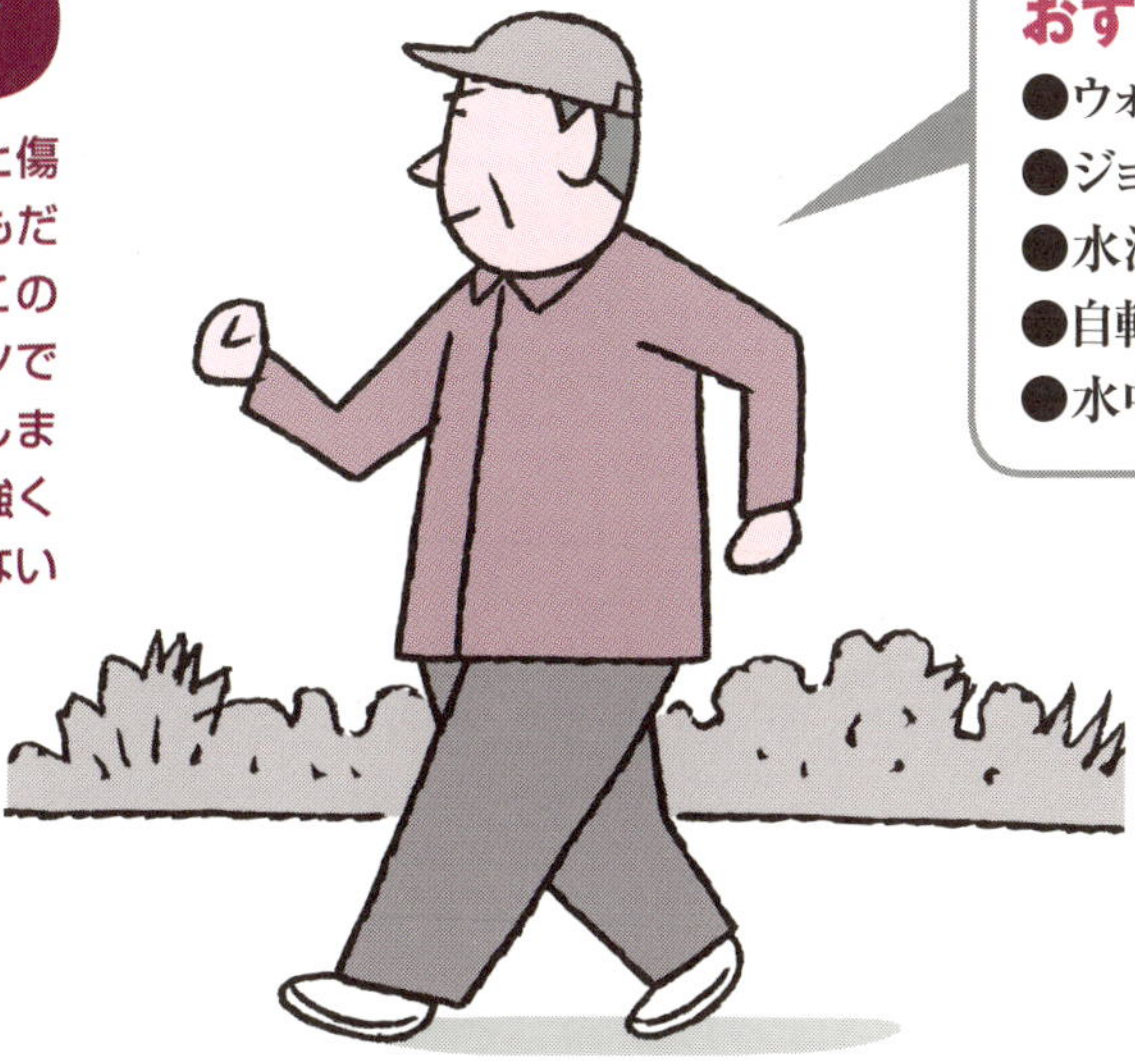

おすすめの種目 ○
- ウォーキング
- ジョギング
- 水泳
- 自転車
- 水中ウォーキング

さけたい種目 ×
- 柔道やレスリングなどの格闘技
- ラグビー、アメフトなど
- 腹筋などの筋力トレーニング

低下した体力、筋力を回復させていく

手術を受け、入院している間に筋力・体力ともに低下してしまいます。そのため、退院して自宅に戻ってからも、しばらくは何もしなくても疲れを感じることが多いものです。手術の傷もまだ完治していないので無理は禁物ですが、かといってそのまま安静にばかりしていると体力が回復せず、社会復帰が遅れてしまいます。

そこで、傷の状態や体調が落ち着いてきたら、少しずつ運動をはじめて筋力と体力をとり戻します。

運動には筋力・体力アップだけでなく、全身の血行をうながす、心肺機能を高める、食欲増進、ストレス解消など多くの効果があります。

人工肛門の人は運動はどうする?

人工肛門があっても、準備を整えておけば運動ができます。水中でも使用できるパウチがあるので水泳もできます。

運動前に人工肛門を空にしておく、トイレの場所を確認する、汗をかいたら早めに装具を交換する、人工肛門用ベルトで固定するなどの対策をとっておくと、安心して運動できます。

種目は、上記のように腹部や人工肛門を強く圧迫しないものを選びましょう。

入浴

頻便《ひんべん》や人工肛門の対策をとれば、温泉も楽しめる

術後は排便のコントロールが難しくなったり、人工肛門のケアに戸惑ったりして、入浴時に困ることがあります。対策を知っておきましょう。

便が出やすいことへの対応をとりたい

肛門機能を温存した人、人工肛門をつくった人にかかわらず、大腸がんの手術を受けたあとは、排便に関するケアが必要です。

頻便や便もれの症状があると、入浴時に急に便意をもよおしてあわてたり、浴室を汚してしまったりすることがあります。人工肛門をつくった人では、入浴そのものをしてよいのか迷う人もいます。

そのため、以前のように入浴してもリラックスできない、温泉に入る楽しみがなくなったと悲観する人もいるようです。

しかし排便や体力面の注意点さえ知っておけば、家庭でも公衆浴場でも、安心して入浴できます。

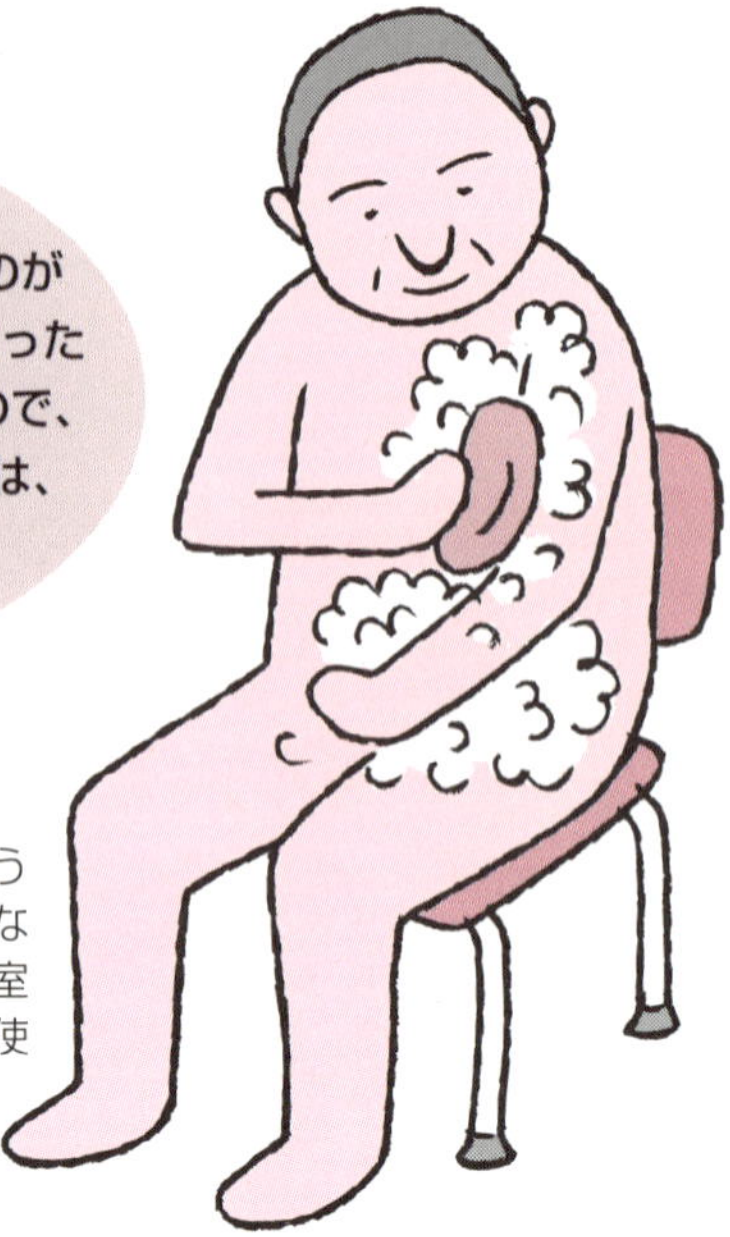

イスを使う
体力がまだ十分でないうえ、しゃがんだり前屈みの姿勢になったりすると腹部に負担をかけるので、浴室ではイスに座るとよい

排便の心配
下痢や頻便のあるときは入浴するのが不安なことが多いが、お風呂で温まったほうが腸の働きや体調もよくなるので、できるだけ入浴する。心配なときは、簡易便器などを脱衣所に用意しておくと安心

長風呂はさける
入浴は体力を消耗するので、長湯はさける。湯船に長い時間つかるとかえって疲れるのでほどほどに

体や髪を洗うときは、楽な姿勢で。浴室用のイスを使うとよい

便と体への負担に注意

肛門機能を温存した人の場合、心配なのは急な便意と便もれです。食後すぐはとくに便意が起こりやすいので、しばらく時間をおいてから入浴するとよいでしょう。体力が回復していないうちは、長風呂はさけます。

人工肛門をつくった人はもれに注意

人工肛門のある人も、もちろん入浴できます。装具の扱いに慣れれば、楽に入浴できるようになります。術後半年ほど経過すると便が出ない時間帯がわかってくるので、その時間を見計らって入るとよいでしょう。

便のもれに注意
装具をはずす場合は、人工肛門にパッチを貼っておくと便もれを防ぐことができる

装具はつけても、はずしても可
自宅での入浴なら、装具をつけたままでも、はずした状態でも入浴できる。湯船につかってもまったく問題ない

やさしく洗う
装具をはずして入浴する際は、人工肛門のまわりの皮膚についた粘着剤や汚れを、石けんを泡立ててやさしくていねいに洗う。なお、人工肛門からお湯が入る心配はない

食後すぐの入浴はさける
食事のあとは腸の動きが活発化して、便が多く出やすいので、しばらく時間をおいてから入浴する

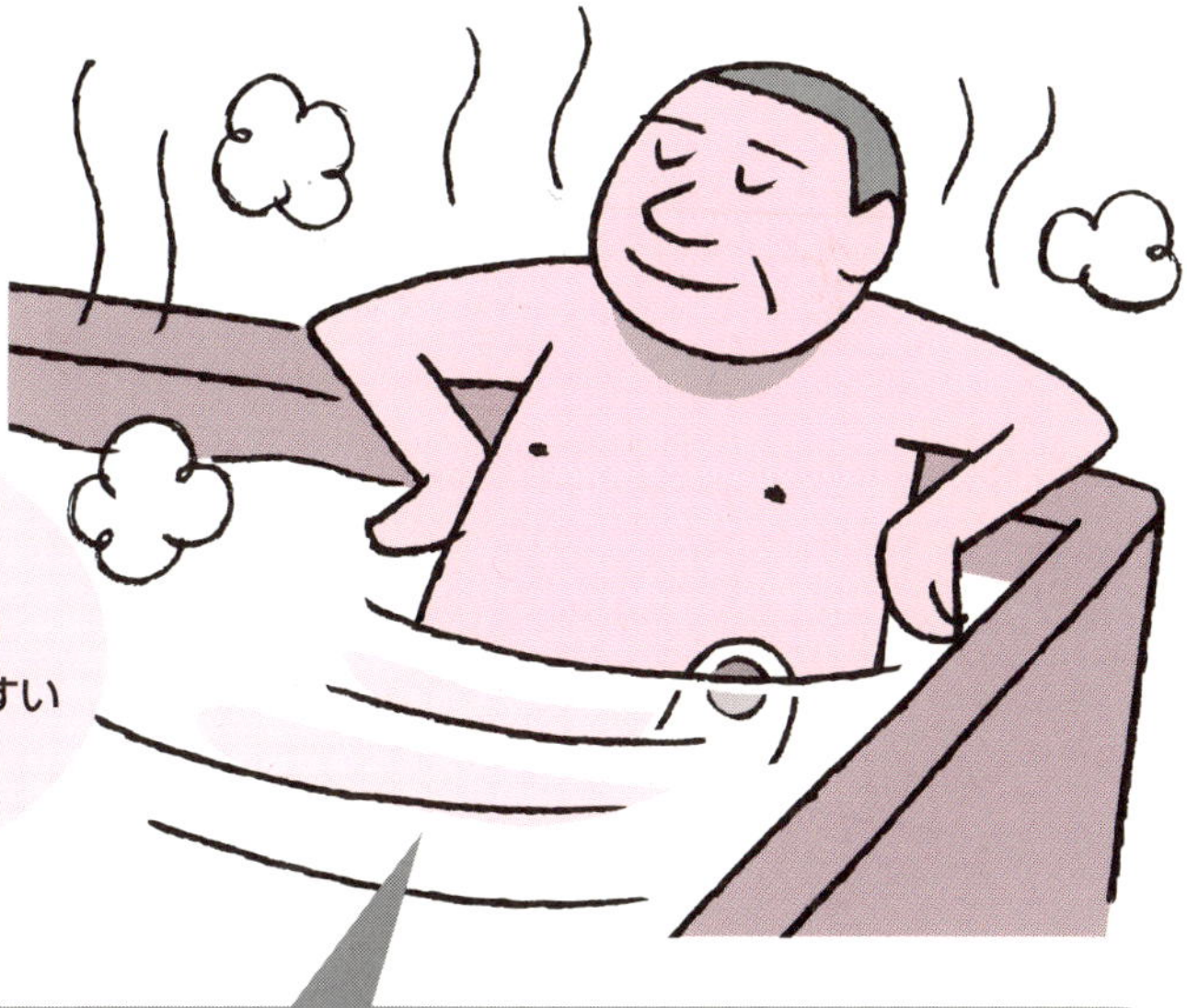

装具を適切につけていれば、便もれの心配はない。安心して入浴できる

銭湯や温泉では

公衆浴場では必ず人工肛門に装具をつけて入浴する。事前に便を出し、装具を小さくたたんでテープで留めておく。面板がはがれないようにテープを貼って補強するとよい。また、入浴用の小さい装具なら目立たない。

装具が気になる場合、目立たないように肌色のパッチを貼る。浴室内ではタオルで装具を隠して歩く

入浴前に必ずトイレに行き、装具の中を空にしておくか、入浴用の装具にとりかえておく

脱衣所でも、気になるなら目立たない位置で着替えたり、タオルを活用したりして、装具を隠す

手術の一～三ヵ月後を目安に職場へ戻る

術後の職場復帰までの期間には個人差があります。一～三ヵ月が目安ですが、大切なのは、あせらず、様子をみながら進めることです。

復帰への4ステップ

職場復帰は一足飛びにはいきません。退院後は体力をつけ、体調を整えることを優先し、自宅療養をします。その後、体調をみながら近所の散歩や買い物などで体を慣らしつつ、出かける練習をします。

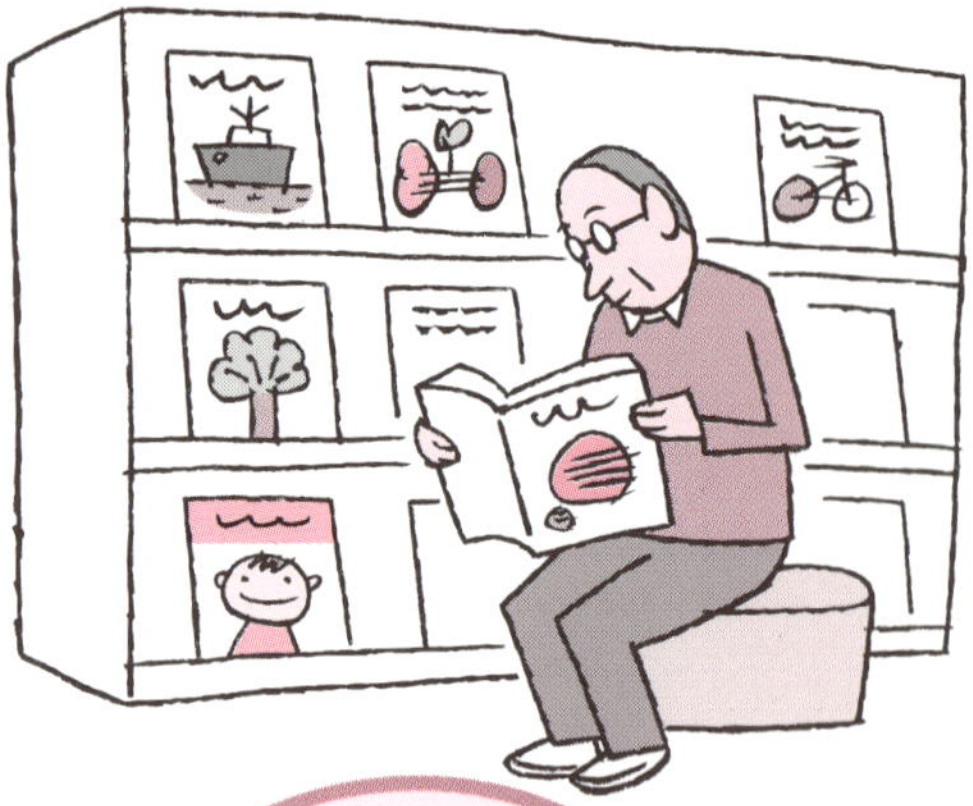

自宅療養中には近所の図書館に行くなどして、外出先で時間をすごす練習をする

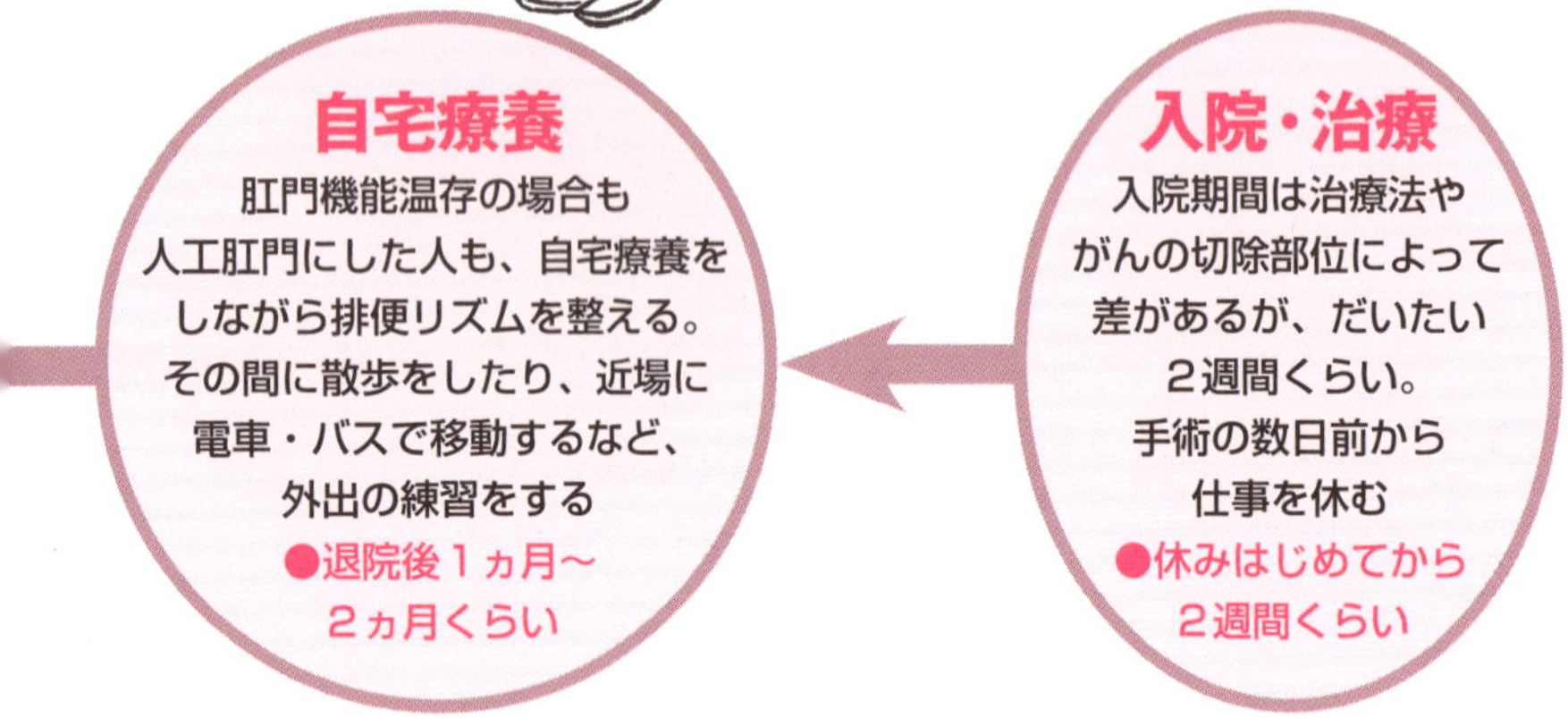

入院・治療
入院期間は治療法やがんの切除部位によって差があるが、だいたい2週間くらい。
手術の数日前から仕事を休む
●休みはじめてから2週間くらい
自宅療養
肛門機能温存の場合も人工肛門にした人も、自宅療養をしながら排便リズムを整える。
その間に散歩をしたり、近場に電車・バスで移動するなど、外出の練習をする
●退院後1ヵ月～2ヵ月くらい

外出をくり返して行動範囲を広げる

退院したら、できるだけ早く職場復帰をしたいと考える人も多いでしょう。あまり長期間休職すると、仕事を失うかもしれないと不安を抱えている人もいます。

退院後、職場復帰までの期間には個人差が大きく、数週間で戻れる人もいれば、数ヵ月かかる人もいます。他人と比較しても意味がないので、自分が無理なくできるペースで進めることが肝心です。そのためには、まず体調を整え、排便のコントロールや人工肛門ケアを身につけましょう。

そのうえで、少しずつ外出する回数や時間を増やして、体を慣らしていきます。

トイレの場所をチェック

急な便意やもれなどのトラブルに備え、通勤ルートの駅のトイレやオストメイト対応のトイレの位置を確認しておく。電車などは何両目に乗るとトイレに近いかなど、こまかくチェックしておくと、いざというときあわてずに済む。

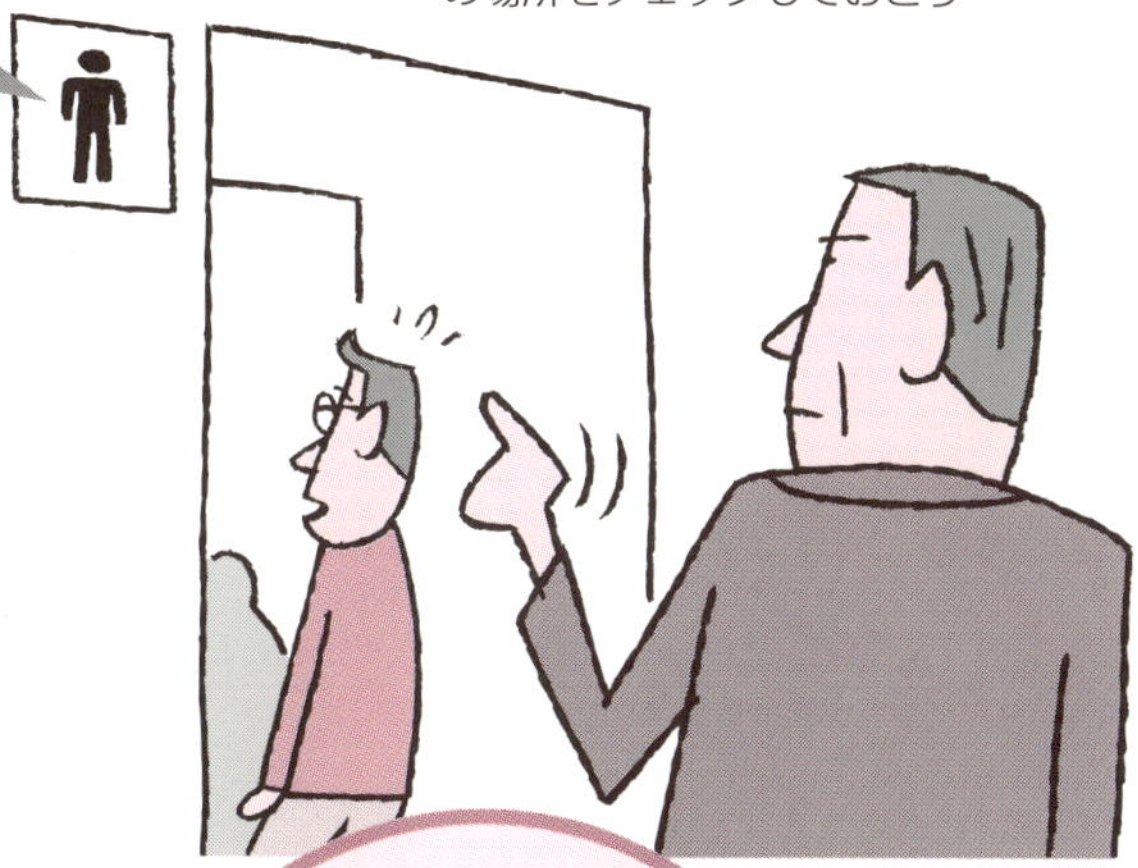

急にもよおしたときに備えてトイレの場所をチェックしておこう

職場復帰の準備

無理なく外出できるようになってきたら、主治医に相談して職場復帰の時期を決める。勤務先との相談もはじめる

●退院の2～3ヵ月くらいあとに

職場復帰

時短勤務や時差通勤が認められているときは、上司に相談して手配してもらう。職種によっては、デスクワーク中心の仕事や残業しないで済む部署への配置転換をしてもらえる場合もある

●復帰後の数ヵ月間は様子見

職場に伝えたいこと

職場復帰にあたっては、あらかじめ自分の体調について上司や同僚に説明し、理解を得ておく。トイレが近いこと、定期検診や追加治療で通院が必要なため欠勤や早退、遅刻があること、残業が当分できないこと、飲食の付き合いが難しいことなどを具体的に伝えておいたほうがよい。

以前と同じようにはしない

体調面でも体力的な面でも、以前と同じように働くのはストレスが強く、すすめられない。再発・転移のリスクもあるため、くれぐれも無理をしない。

旅行

緊急時に備えて、薬や装具を多めに持っていく

術後はもう以前のように旅行もできないと悲観する人がいますが、体調がよく、排便がうまくコントロールされていれば、海外旅行でも十分に楽しめます。

海外旅行も問題なし

退院から数ヵ月たてば、ほとんどの人は排便コントロールもうまくできるようになります。そうなれば旅行も十分に可能です。海外旅行も準備さえきちんとしておけば、とくに問題ありません。人工肛門をつくった人も同様で、ケアに慣れれば旅行はできます。

旅行のスケジュールはゆとりをもって行動できるよう、無理をしない範囲で計画しましょう。最初は日帰り旅行や一泊二日の短い期間で試し、徐々に長めの日程にしていくとよいでしょう。

実際に旅行をしてみることで、必要な道具や改善ポイントがみえてくるものです。

準備すれば行ける

排便の状態がある程度落ち着いてきて、体調がよければ旅行してもかまいません。気分転換やストレス解消にもなります。ただ、旅先ではトイレの場所を確認する、薬や予備の着替えを用意するなど、対策や準備を怠らないようにしましょう。

異常時の対応を確認

体調の変化があったときに備え、旅行先の医療機関を調べておく。主治医に相談して要注意のサインや症状を確認。また、予備の薬なども多めに持参する

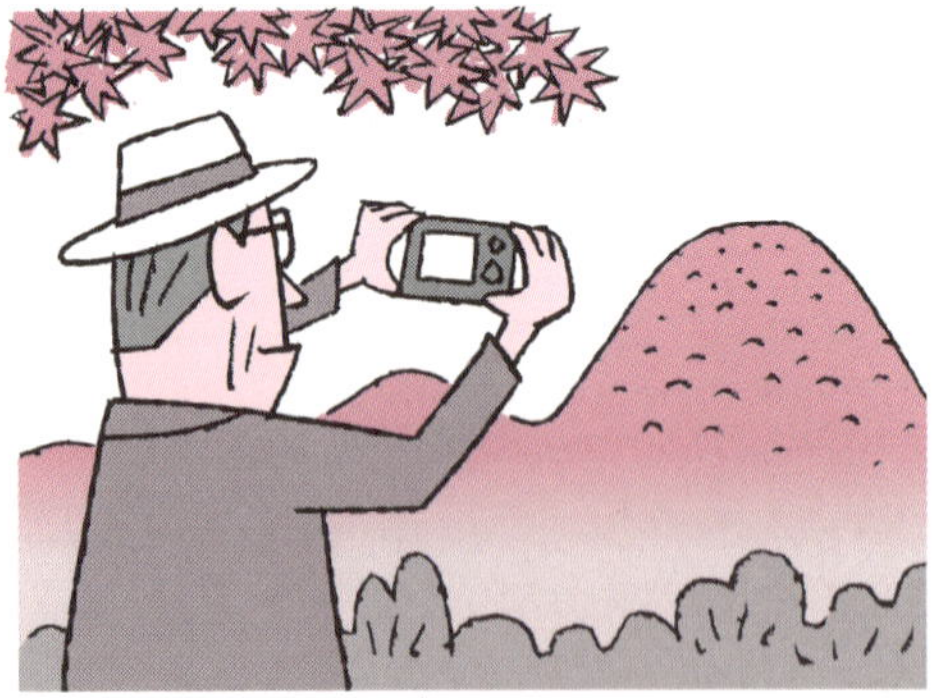

旅行中はしばしば病気のことを忘れて、楽しくすごそう

3ヵ月くらいたってから

退院後すぐは体調、体力とも不安定なので、3ヵ月以上経過してからにする。ただし個人差があり、患者さんによってはもう少し時間がかかることもある

あまり神経質にならないで

あれこれ心配しすぎるとストレスになり、かえって排便コントロールが乱れることがある。ゆったりと旅を楽しむことを優先したほうがよい

人工肛門の人は準備をより慎重に

人工肛門のある人は事前の準備がより大切です。装具は旅先では簡単に入手できないので、多めに準備しておきます。また、飛行機や新幹線などは予約の際に人工肛門であることを伝え、座席をトイレの近くにしてもらうと安心です。

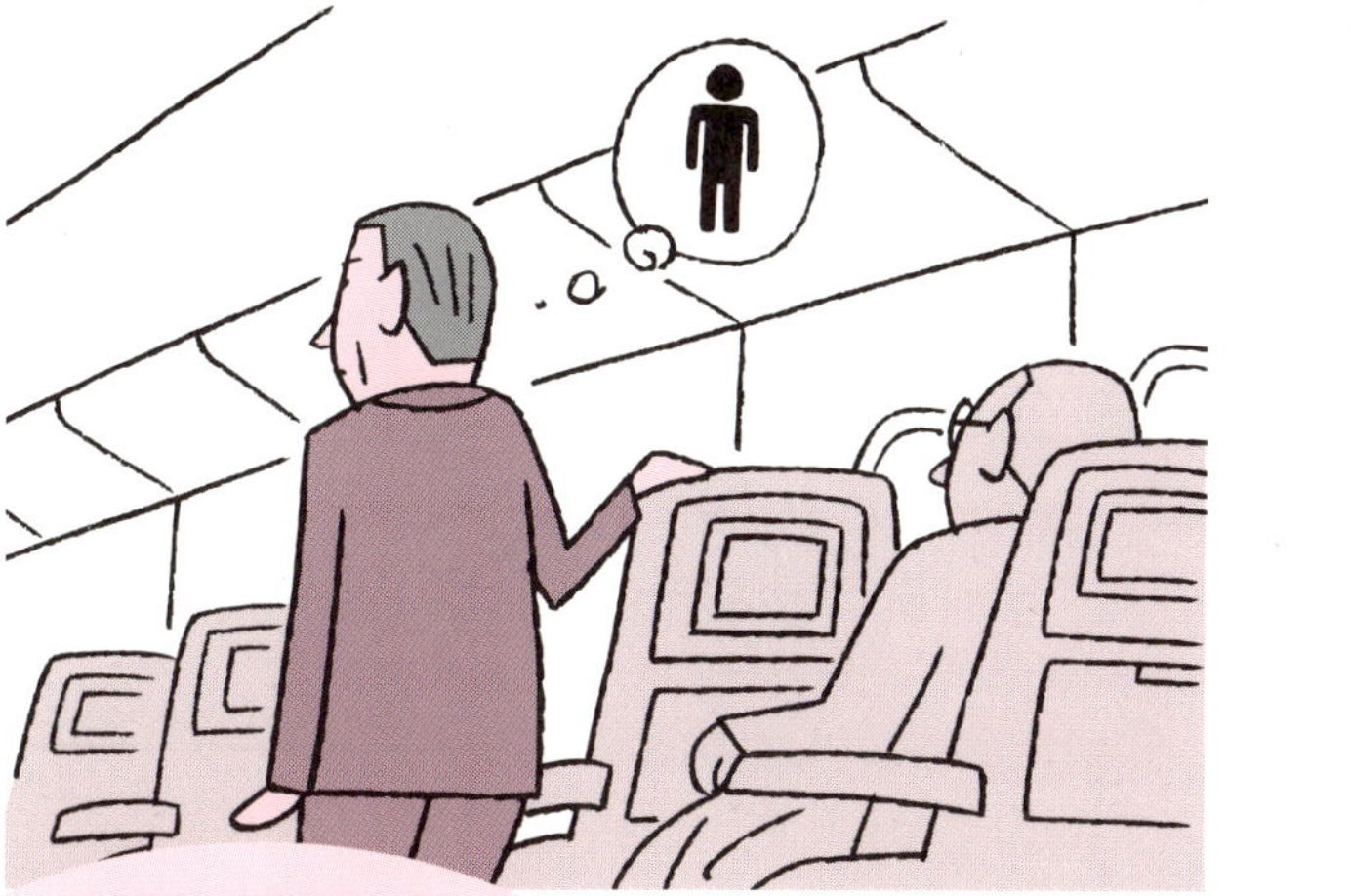

飛行機ではガス抜きをすることもあるので、トイレの近くの席に座りたい

乗る前にトイレへ

電車や飛行機などに乗る前にトイレを済ませ、装具を空にしておく。飛行機では気圧の変化で装具がふくらむ場合があるので、あらかじめガス抜きフィルターをつけておく

道具は予備を持って行く

人工肛門の装具はどこにでも売っているものではないので、自分で十分な量を確保しておく。余裕をもたせて準備する

トイレ近くに座る

自由席のときは、トイレ近くの席を確保。座席指定ができるときは、人工肛門のことを伝えるか身体障害者手帳の提示をするなどして、予約時にトイレ近くの座席を指定する

飲食物に注意する

ガスを発生させやすい飲み物（炭酸飲料やガス入りミネラルウォーター）や食べ物（68～71ページ参照）に気をつける。飛行機内で食べすぎないようにする

緊急連絡先をチェック

オストメイトの会は国内だけでなく、世界各地にある。旅行先でトラブルがあったときに連絡できるよう、事前に調べて連絡先を確認する

体調が悪いときは無理をしない

長距離移動などで疲れたり、食べ物や水が合わずに下痢をしたときなどは無理をせずに休む。そのため、スケジュールはゆとりをもたせて組んでおくとよい

研修旅行などで旅に慣れる

日本オストミー協会（六二ページ参照）では、一泊の研修旅行をおこなっています。

役員と一般会員がいっしょに行動しながら、移動中や入浴時の人工肛門ケアの方法などを具体的に伝え合います。同じオストメイト仲間ならではの情報なので、とても役立ちます。

実際に旅行をしてみないとわからないこともあるので、まずは一泊の旅を計画してみましょう。オストメイトの仲間や家族に同行してもらえば安心です。

家族ができること

食事とトイレのサポートを中心に

患者さんが退院して家に戻ってきたときには、家族は食事とトイレを中心にサポートしていきましょう。

大切なことだけおさえておけば十分

患者さんががんの手術を終えて退院し、家に戻ってくるとなると構えてしまうかもしれませんが、あまり心配しすぎる必要はありません。高齢で介護が必要な場合や、体力が著しく低下している場合以外には、特別な注意は不要です。

ただ、腸の機能が低下しているので、食事とトイレのサポートが必要です。食事は、消化しやすい食材や調理法を選びます。トイレは本人に任せ、ひとりでできないときに手助けするようにします。

あれこれ先回りして心配すると、お互いに疲れてしまうので、おおらかに構え、ストレスをためないことが大切です。

サポートは最小限に

基本的に患者さん本人に任せて、サポートは最小限におさえます。食事の準備や、体調が悪いときの排便のケアなど、必要に応じて手伝いましょう。

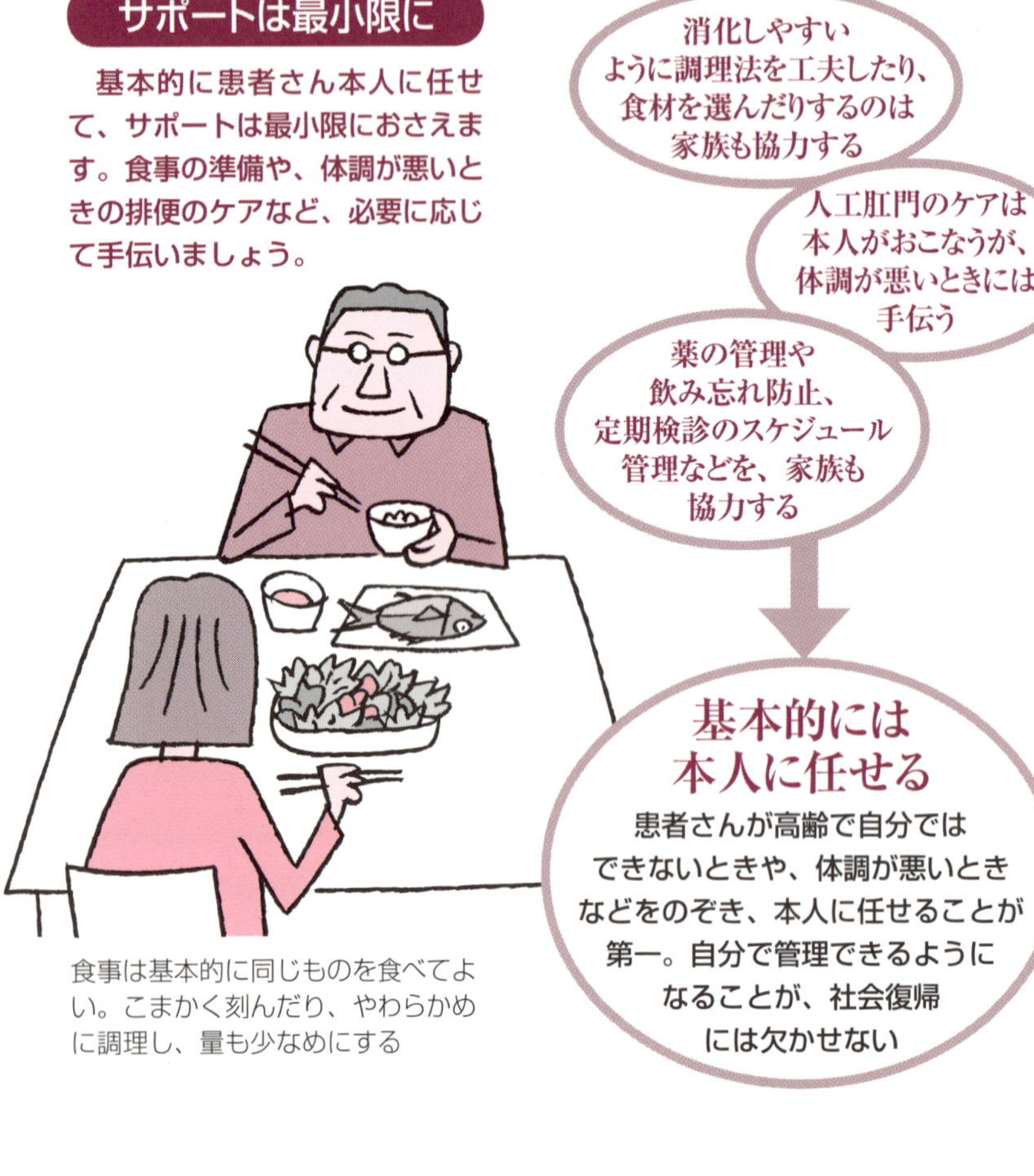

消化しやすいように調理法を工夫したり、食材を選んだりするのは家族も協力する
人工肛門のケアは本人がおこなうが、体調が悪いときには手伝う
薬の管理や飲み忘れ防止、定期検診のスケジュール管理などを、家族も協力する
基本的には本人に任せる
患者さんが高齢で自分ではできないときや、体調が悪いときなどをのぞき、本人に任せることが第一。自分で管理できるようになることが、社会復帰には欠かせない

食事は基本的に同じものを食べてよい。こまかく刻んだり、やわらかめに調理し、量も少なめにする

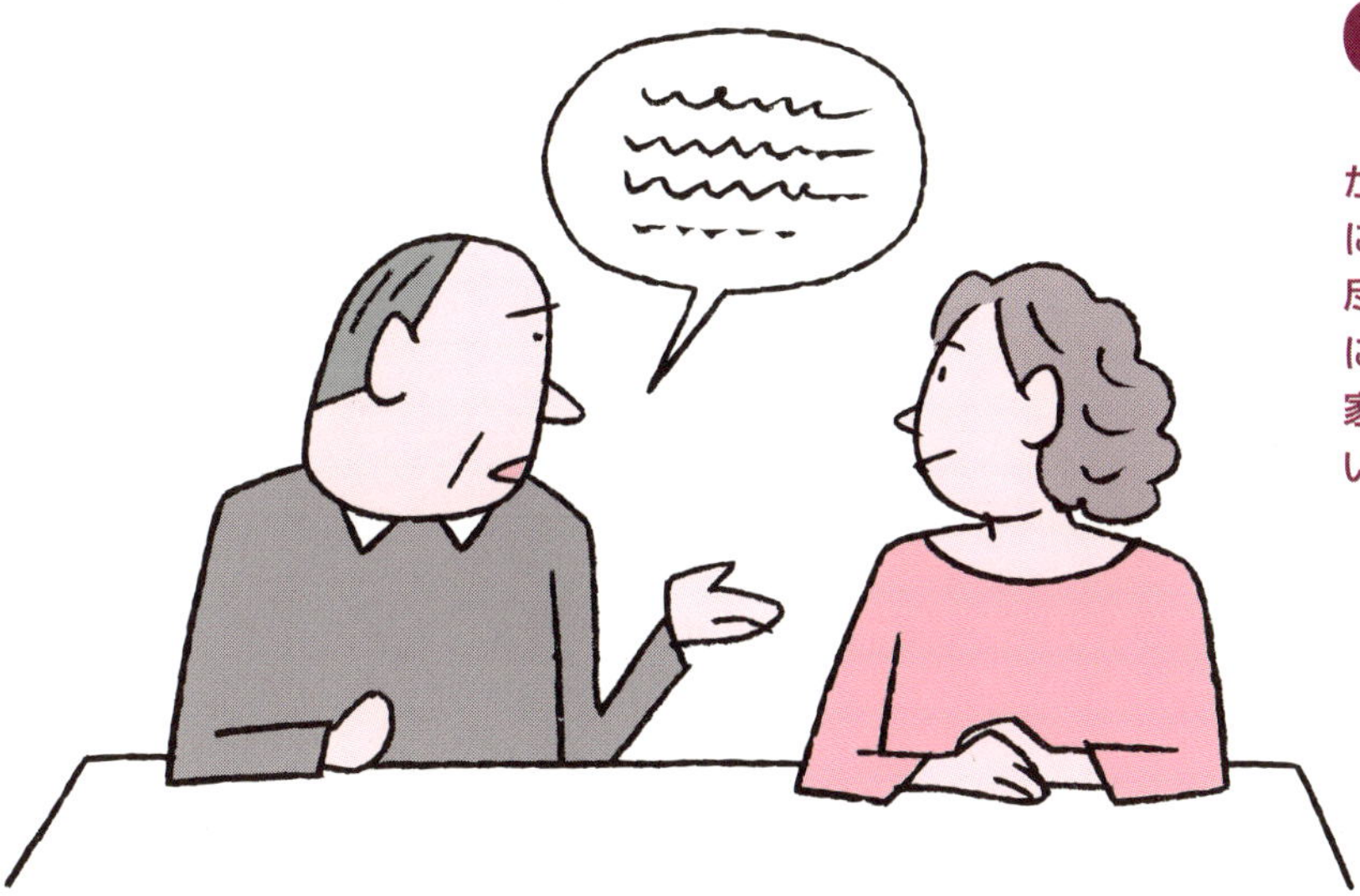

ときには愚痴をこぼしたいこともある。そんなときは話を聞くだけでも患者さんは楽になる

特別扱いしなくてよい

家族はこれまでどおり接するのがいちばんです。患者さんのために自分が犠牲になって、あれこれ尽くそうとすると患者さんは負担に感じます。本人に任せることと家族が手伝うことを整理し、お互いに負担を減らすようにします。

ふだんどおりに接する

病気だからといって構えすぎない。これまでどおりに接したほうが、患者さんもリラックスできる。

よく話を聞く

患者さんの気分がふさいだり、悩みがあるようなときは話を聞く。愚痴をこぼしたときには、励ますより共感して話を聞く。

家族も自分も大切に

誰かひとりにだけ負担がかかったり、背負いこんだりしないようにする。家族も自分も大切にする。

セルフケアを心がける

家族が術後のケアをがんばりすぎてストレスをためこむことはさけたい。ケアをする側の家族も、趣味の時間をもってリラックスしたり、ときには別の人にケアを頼んだりして、息抜きをする。

本人が診察や検査を休みがちなときは

治療期間が長くなると、患者さんのなかには悲観的になって「治療をやめたい」などと言い出す人も少なくありません。実際に、診察や定期検診に行くのをやめてしまうことがあります。

このような状況になって困ったときは、家族から主治医に連絡してください。また、相談支援センター（八六ページ参照）などを利用するのもよいでしょう。家族だけで抱えこまず、外部の人を頼ることが大切です。

家族ができること

在宅介護・在宅医療を利用する人もいる

患者さんの容態によっては、退院後に介護や在宅医療が必要になるケースもあります。公的サービスを積極的に使って、負担を軽減しましょう。

退院後を安心して暮らすために

近年、がんの患者さんには六五歳以上の高齢者が増えています。こうした影響からか、退院して自宅に戻ったあとの生活で介護が必要になるケースがあります。

また、術後の容態によって、酸素吸入やたんの吸引などの在宅医療が欠かせない場合もあります。

このような状況になったときは、介護保険制度を利用したり、在宅医療行為の指導を受け、家庭で療養生活を続けていきます。

また、人工肛門をつくった人では、身体障害者手帳の申請手続きをすると福祉サービスを受けることができるので、忘れずに手続きをしておきましょう。

生活に役立つ各種制度

療養生活が長引くと家族だけでは限界があるので、無理をしないためにも積極的に介護保険制度を利用しましょう。在宅医療は医師や看護師の指導を受けてからおこなうことが前提なので、事前に手続きをしておきます。

介護保険

介護が必要だと認定されると、等級に応じた介護サービスを受けられます。在宅介護サービスには、訪問介護、訪問看護、家事援助、福祉機器のレンタルなどがあります。利用料は介護保険給付でまかなわれ、1割の自己負担で済みます。申請は市区町村の福祉担当窓口。なお、医師が「治癒が困難・不可能」と診断した末期がんの患者さんは、65歳未満でも利用可能です。

人工肛門がある75歳以上の人では、14～17%が介護保険を利用しているとの調査結果がある。患者さんの高齢化に伴い、今後はもっと介護保険を利用する人が増えると考えられる

人工肛門ケアは家族以外では訪問看護師やホームヘルパーに依頼できる。ただし、ホームヘルパーの場合は人工肛門ケアの経験の有無や頼めるかどうかを事前に確認する

身体障害者手帳

人工肛門をつくる手術を受けた人は、身体障害者手帳の交付を受けることができます。手帳が交付されると医療費助成や人工肛門装具代の給付のほか、公共交通機関の割引、減税などを受けることができます。（63ページも参照）

人工肛門をつくった人の約98%が身体障害者手帳の交付を受けている

大腸がんの手術を受けただけでは、手帳の交付を受けることはできない。手術により、人工肛門を造設した人が対象となる

その他

患者さんが家族の大黒柱で、療養生活により収入が途絶えて生活が困窮したような場合は、障害年金や生活保護、生活福祉資金貸付制度などを利用する方法もあります。市区町村の福祉担当窓口や年金担当、厚生年金の年金事務所などに相談してみましょう。

在宅医療

患者さんの高齢化に伴い、合併症や持病によって在宅医療行為が必要になることが増えています。在宅医療行為には、酸素吸入、たんの吸引、導尿、経管栄養などがあります。本来、医師か看護師しかおこなえないのですが、家族に限って一部が認められています。器機の操作の指導を受けたうえでおこなうことが前提です。

がんの患者さんでは、在宅での緩和ケアや終末期医療としておこなうこともある

人工肛門ケアは医療行為だが、家族が手伝うことが認められている。ほかの在宅医療行為と同じく、医師や看護師から指導を受けてからおこなう

指導を受けておけば、人工肛門の装具の取り替えを家族が手伝える

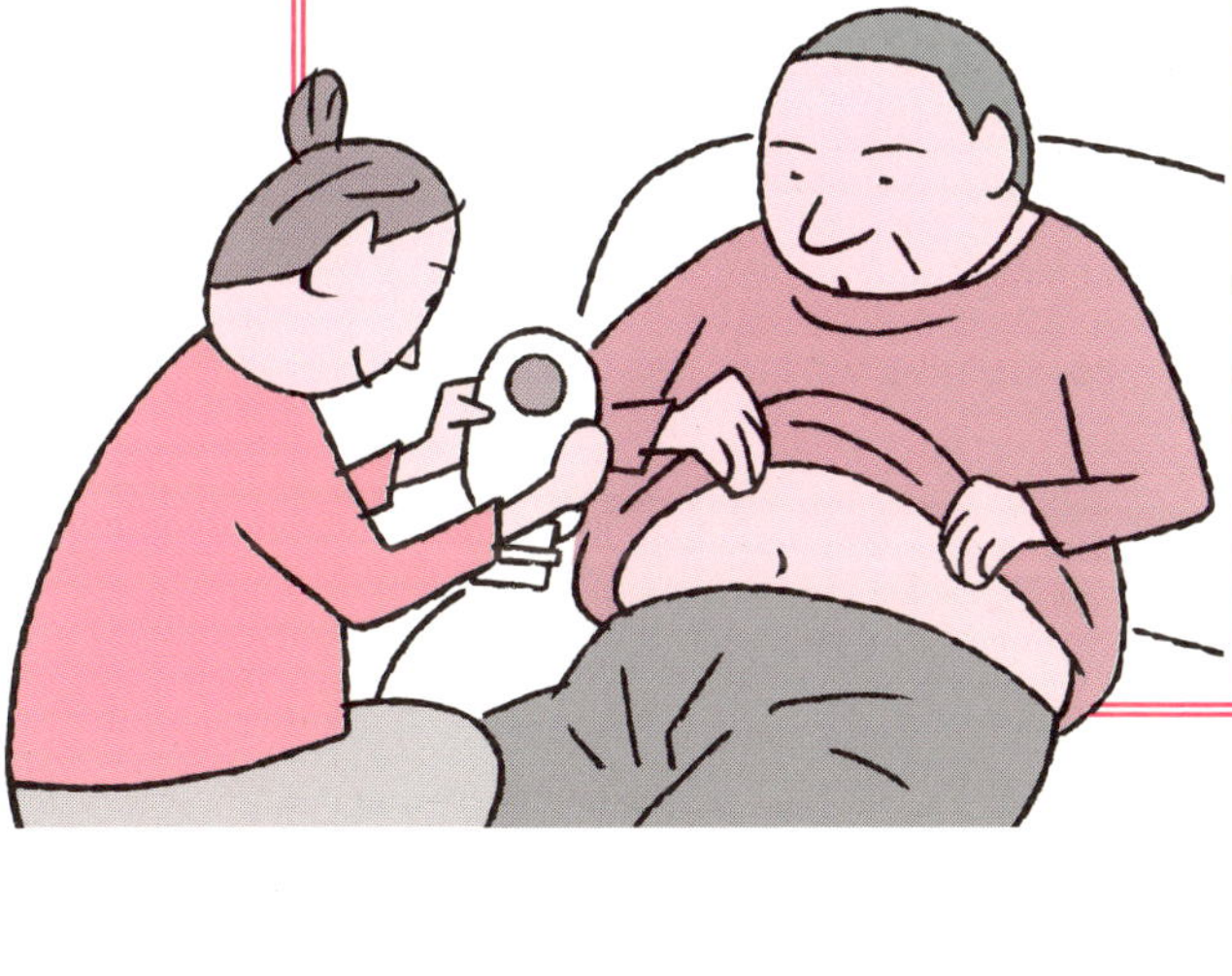

COLUMN

生活面の不安を相談できる団体・機関

がんと診断されることは、本人はもとより家族にとっても非常にショックな出来事で、さまざまな悩みが生じるのも当然です。そんなとき、相談できる窓口があることを知っておきましょう。

本人と家族だけでは解決できないことも

がんと診断され、いちばんつらいのは患者さん本人。治療法が進歩し、治癒の可能性が高くなったとはいえ、不安や恐怖を感じるのは当たり前のことです。

そのいっぽうで、患者さんと同じくらい、あるいはそれ以上に家族もまたショックを受けます。自分たちが患者さんを支えなければと思うことで、精神的にも肉体的にも、また経済的にも負担がのしかかることがあります。

そのため、本人や家族だけでは問題を抱えきれず、悩みを深くするケースがしばしばあります。

悩みは相談支援センターなどへ

がんの治療法をはじめ、その後の生活の不安など、患者さんや家族はたくさんの悩みを抱えています。しかし、それをどこで、誰に相談すればよいのかわからない人も大勢います。

このようなときに利用したいのが、全国のがん診療連携拠点病院（がん拠点病院）に設置されている「相談支援センター」です。がんの治療情報の提供、患者さんや家族の心のケア、生活支援や助成制度のインフォメーションなどをおこなっています。

ほかにも、がん治療の専門病院が相談窓口をもうけていることがあります。各自治体などで、そういった窓口の情報を聞くことができます。

相談支援センターの探し方

「相談支援センター」は全国のがん拠点病院が開設している。がんの専門相談員の研修を受けた看護師、医療ソーシャルワーカー（MSW）など病院スタッフが対応。最寄りの相談支援センターは以下の「がん情報サービスのウェブサイト」で検索できる。

http://hospdb.ganjoho.jp/kyoten/

5

たとえ再発しても治りやすい

大腸がんはほかのがんと比較して
再発・転移が起こっても治療法が多様で、
治る可能性が高いといえます。
そのため、あきらめずに治療することが大切ですが、
より重要なのは定期検診による早期発見・早期治療です。

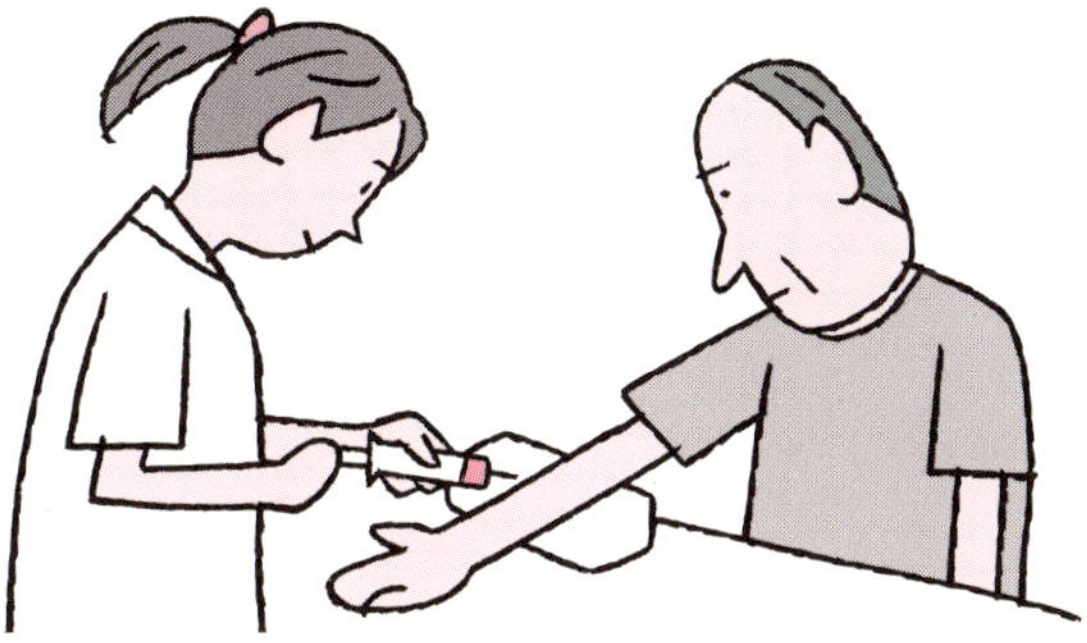

プロフィール

直腸がんの手術を受け、人工肛門をつくったAさんは、退院後の課題であったストーマの扱いにも慣れました。その後、順調に回復しています。

ストーリー
再発したが、手術でがんをとりきることができた

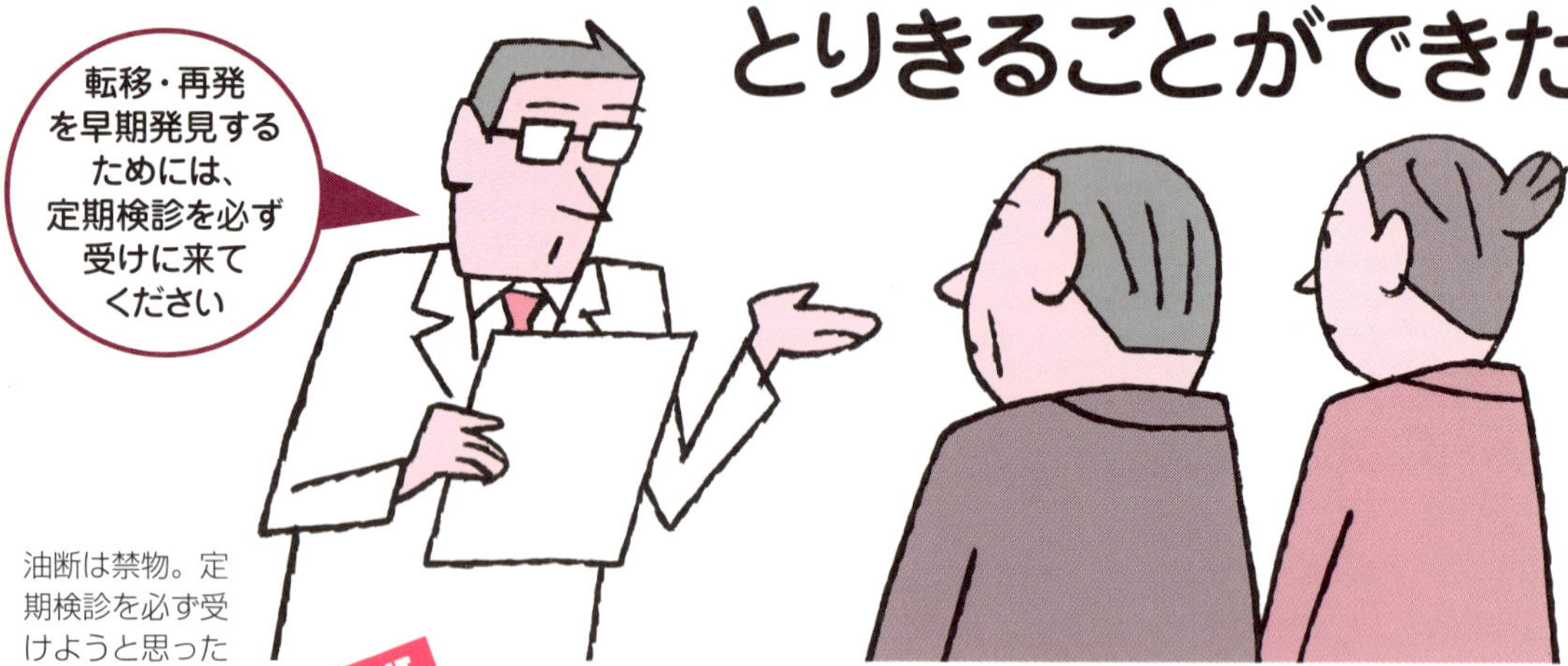
転移・再発を早期発見するためには、定期検診を必ず受けに来てください

油断は禁物。定期検診を必ず受けようと思った

POINT

転移や再発の不安を軽減するには、定期検診を受けて経過を観察することが第一。早期に発見できれば、手術でとりきれる可能性も高くなる。(92ページ参照)

1 大腸がんに限らず、手術でがんをとりのぞくことができたとしても、その後の定期検診が不可欠です。術後1～3年は3ヵ月に1回、4年目以降には6ヵ月に1回の割合で検査を受けるように医師から指示されます。

2 Aさんは退院後も医師の指示を守って定期検診を受けていました。すると、3年後の定期検診で局所再発が発見されました。Aさんのように、大腸がん再発の約8割は、術後3年以内に発見されています。

3 Aさんの場合は局所再発であったため、抗がん剤治療ではなく、手術でとりきれる可能性が高いことから、再び切除手術を受けることになりました。

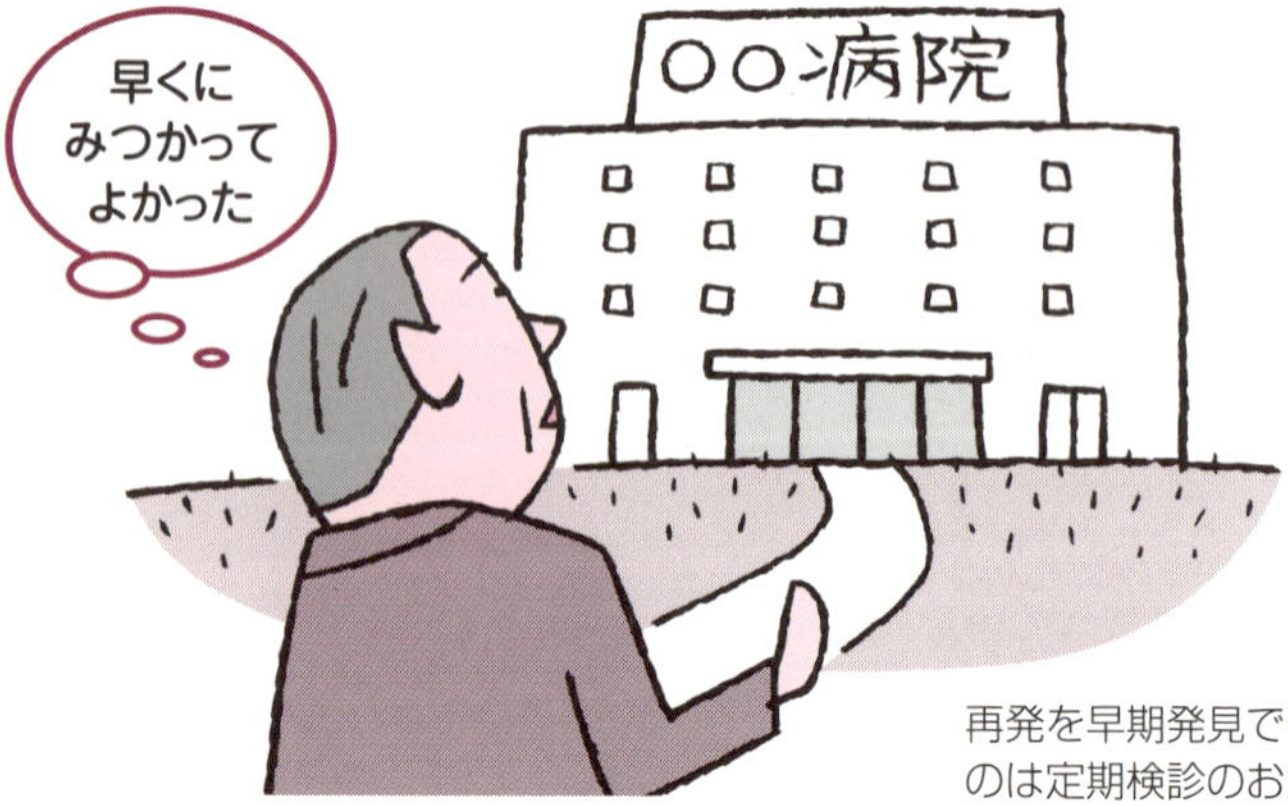
早くにみつかってよかった
○○病院

再発を早期発見できたのは定期検診のおかげ

POINT
再発した場合、がんが１ヵ所なのか遠隔に転移しているのか、またその進行度に応じて治療法を選択する。がんが局所にとどまっていれば、外科的切除で済むこともある。(94ページ参照)

4 同じ大腸がんでも、直腸がんは結腸がんよりも局所再発が多いことがわかっています。幸いAさんは早期発見できたため、外科治療による切除が可能でした。

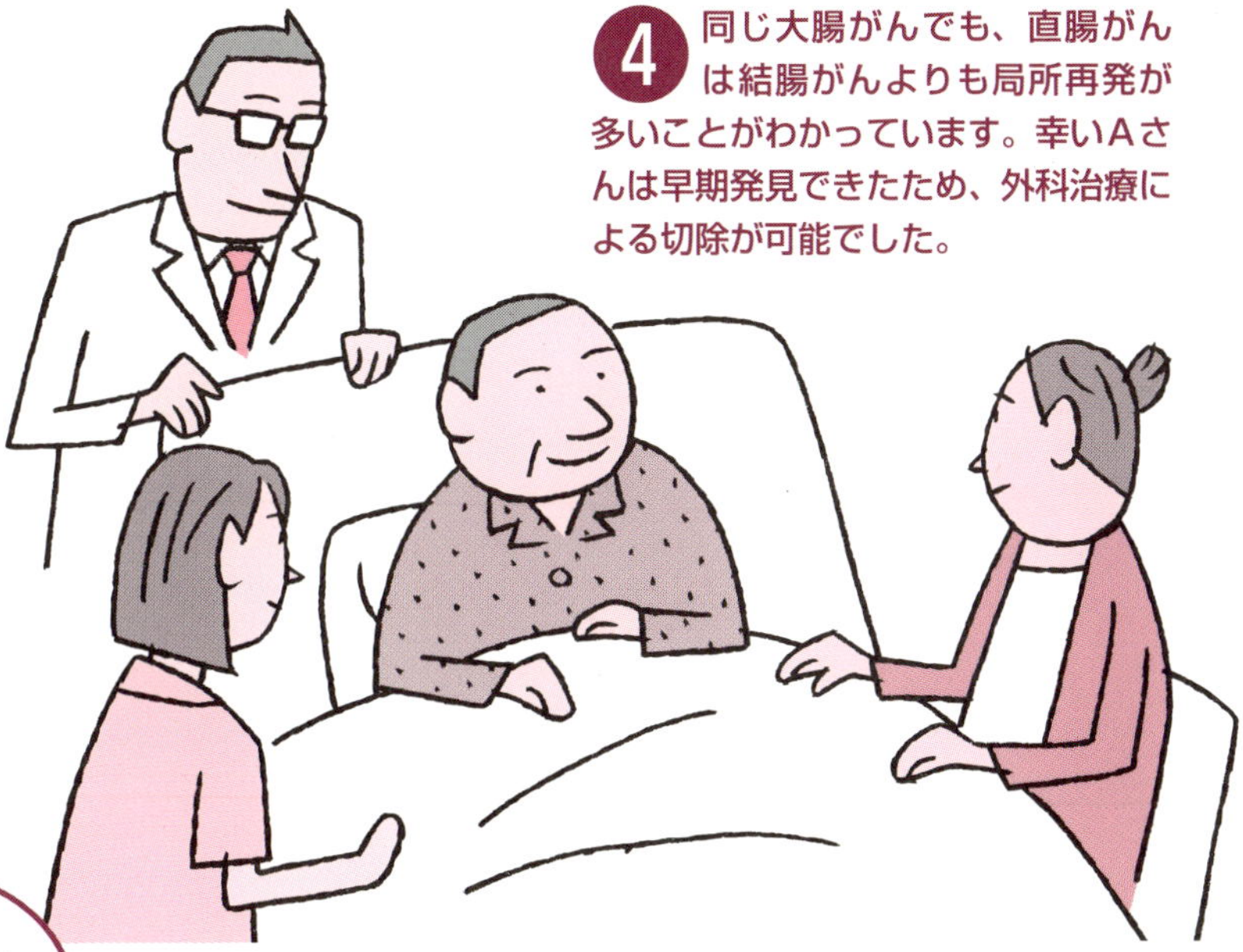

たとえ再発であっても早期に対処できれば、十分に治療が可能

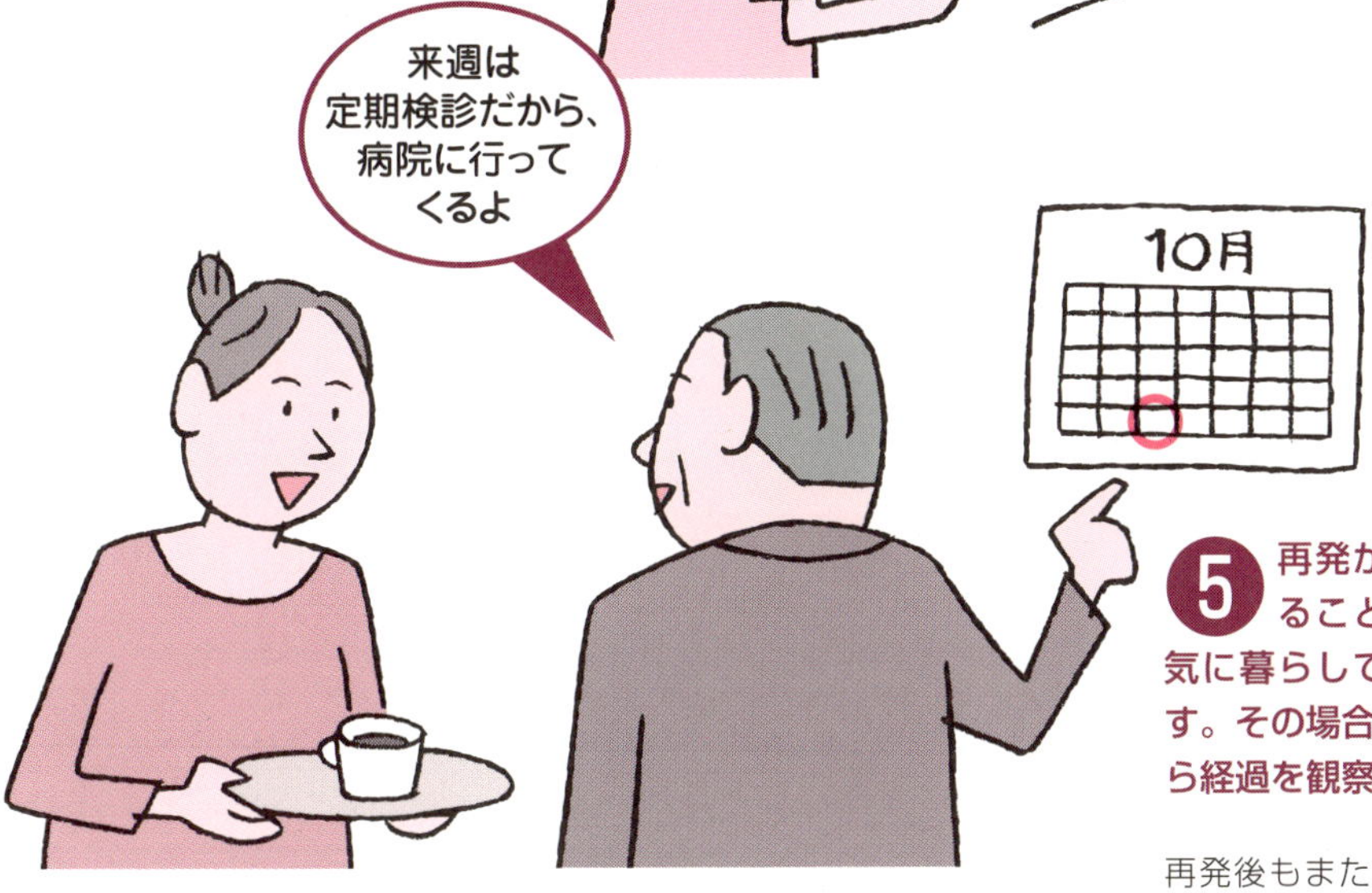
来週は定期検診だから、病院に行ってくるよ
10月

5 再発があっても手術でとりきることができて、その後、元気に暮らしている人はたくさんいます。その場合でも定期検診を続けながら経過を観察することが大切です。

再発後もまた定期検診を開始する。もし、異常があったら次の定期検診を待たずに受診する

大腸がんはほかのがんに比べて再発や転移は少ないとされているが、進行度によって油断は禁物。医師から定期検診の指示があったら、必ず受け続けることが早期発見につながる。

再発・転移を防ぐ

そもそも再発する可能性が比較的低い

がんがやっかいな理由は、治療しても再発や転移が起こることがあるからです。そのため、数年単位での経過観察が必要です。ただ、ステージにもよりますが、大腸がんはほかの臓器のがんに比べると再発や転移は少なめです。

早期がんなら再発は10% 以下

大腸がんの再発・転移は全体の約17%にみられます。さらに、がんの進行度によってその確率は変わります。がんが粘膜下層にとどまっているステージⅠではわずか1.3%、固有筋層まで浸潤した場合でも6.4%ほどです。

進行すると再発・転移の可能性も高まる

早期がんなら再発・転移のリスクは10%以下だが、逆に進行したがんでは危険度が高まる。下図にあるように、リンパ節転移がないステージⅡで13.3%、リンパ節転移があるステージⅢになると約30%に再発・転移がみられる

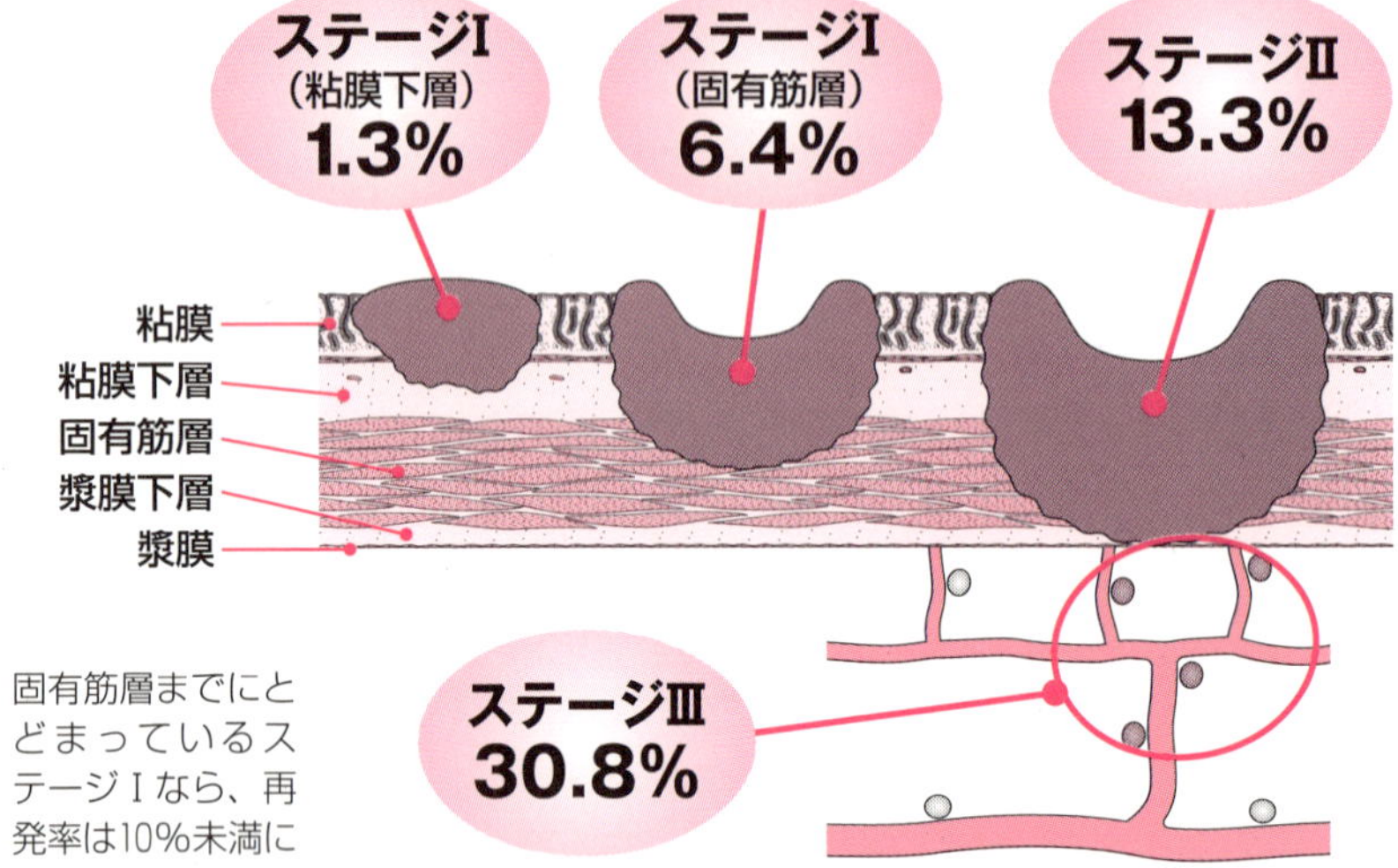
ステージⅠ（粘膜下層）1.3%
ステージⅠ（固有筋層）6.4%
ステージⅡ 13.3%
ステージⅢ 30.8%
粘膜
粘膜下層
固有筋層
漿膜下層
漿膜
固有筋層までにとどまっているステージⅠなら、再発率は10%未満に

▼5年生存率

	すべてのがん	直腸がん	結腸がん
ステージⅠ	83.9%	90.6%	92.3%
ステージⅡ	74.1%	83.1%	85.4%
ステージⅢ	45.2%	a：73.0% b：53.5%	a：80.4% b：63.8%
ステージⅣ	17.3%	14.8%	19.9%
計	60.2%	71.3%	72.8%

大腸がんはもともと治りやすい。ステージⅢまで進んでも適切な治療をすれば、5～8割が治る

すべてのがんは『がんの統計 '13』（公益財団法人がん研究振興財団）、直腸がんと結腸がんは大腸癌研究会編『大腸癌治療ガイドライン医師用 2014 年版』（金原出版）より

直腸がんと結腸がんで再発の仕方が違う

直腸がんは、結腸がんよりも局所再発のリスクが高いのが特徴です。直腸は短いうえ骨盤に囲まれ、周囲には膀胱や前立腺、子宮などの臓器や排泄に関わる神経があり、切除が難しい部位であるため、とり残しによる局所再発が多くなってしまうのです。

一方、結腸は直腸より長く、手術時の視野も確保しやすく、広範囲にわたり切除できます。そのため、局所再発は少ないのですが、肝臓などへの転移がみられます。

転移したがんでも根絶できる可能性がある

直腸がんでは局所再発が多いのに対し、結腸がんでは肝臓や肺へと転移することがあります。

しかし、大腸がんはほかのがんに比べ、切除できれば転移・再発しても根絶できる可能性があります。あきらめずに治療に臨むことが大切です。

症状は再発・転移した場所により異なる

- **局所再発**　血便や下痢が多くなる。進行すると排便困難になる。おしりや肛門、下肢、上腹部の痛み、膨満感が出ることもある
- **肝転移**　肝臓でつくられる胆汁の流れが阻害され、皮膚や白目が黄色くなる黄疸が現れる。進行すると腹水やむくみがひどくなる
- **肺転移**　せきやたんが出る。気管内にがんができると血痰が出るようになる。進行すると呼吸困難が起こる
- **リンパ節転移**　がんが転移したリンパ節が大きくなり、しこりができることがある

再発と3種類の転移がある

がんがこわいのは、再発と転移が起こる可能性があるからです。再発は局所に多いのですが、転移には血行性、リンパ行性、播種性の３つの種類があります。

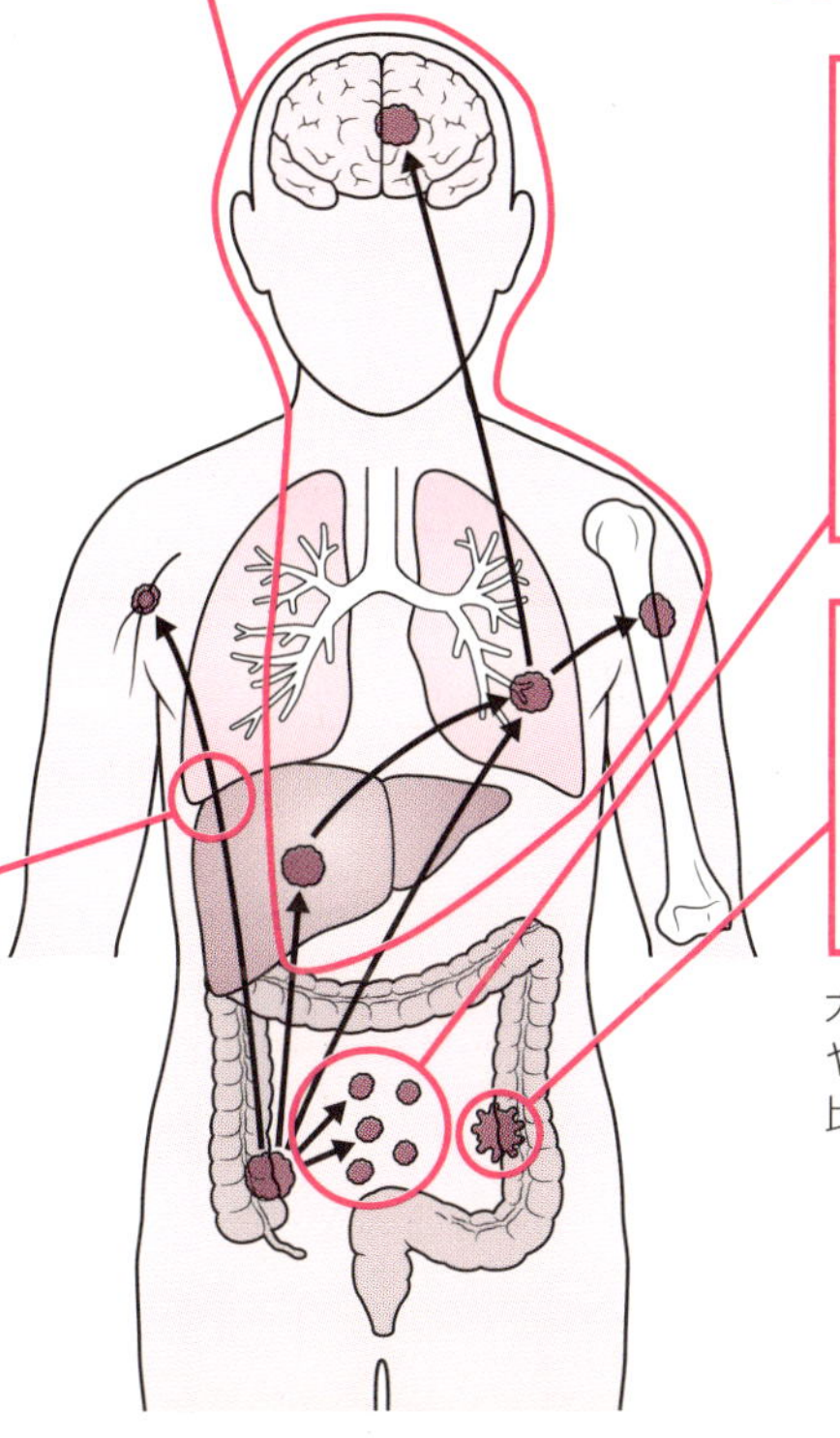

血行性転移
血管から浸潤したがん細胞が、血液中に入りこみ、血流にのってほかの臓器に移り、そこで増殖したもの。
リンパ行性転移
リンパ液によって運ばれたがん細胞がリンパ管の分岐点であるリンパ節に転移したもの。
播種性転移
がんが内臓深くに浸潤し、さらに突破して、おなかの中で、種をまいたように散らばり、あちこちで増殖したもの。
局所再発
手術でとりきれなかった小さながんが次第に大きくなり、再発するもの。

大腸から各部への転移。骨転移や脳転移などは、大腸がんでは比較的少ない

再発・転移を防ぐ

数ヵ月おきに定期検診を受けておけば安心

大腸がんは再発や転移が比較的少ないといわれていますが、リスクがまったくないわけではありません。再発・転移の不安を減らし、元気に過ごすためにも定期検診を受けましょう。

術後五年間は定期検診を受ける

大腸がんの再発・転移の約八三パーセントは術後三年以内に、さらに約九七パーセントが五年以内にみつかっています。術後五年間は定期検診が重要であることがわかります。

再発・転移があっても早期発見なら治癒する可能性が高いので、欠かさず検診を受けてください。

退院後3ヵ月間は追加治療がいるかをチェックする

退院後の３ヵ月間はまだ術後間もないので術後のチェックの意味合いが強く、検査の間隔も数週間おきです。その後は３ヵ月ごとに定期検診を続けていきます。

進行度が低いほど受ける検査が少ない

定期検診では、原発巣である直腸や結腸はもちろん、転移の多い肝臓や肺なども調べる。検査の頻度や検査項目は進行度が高かった人ほど多く、進行度が低かった人は少なくて済む。

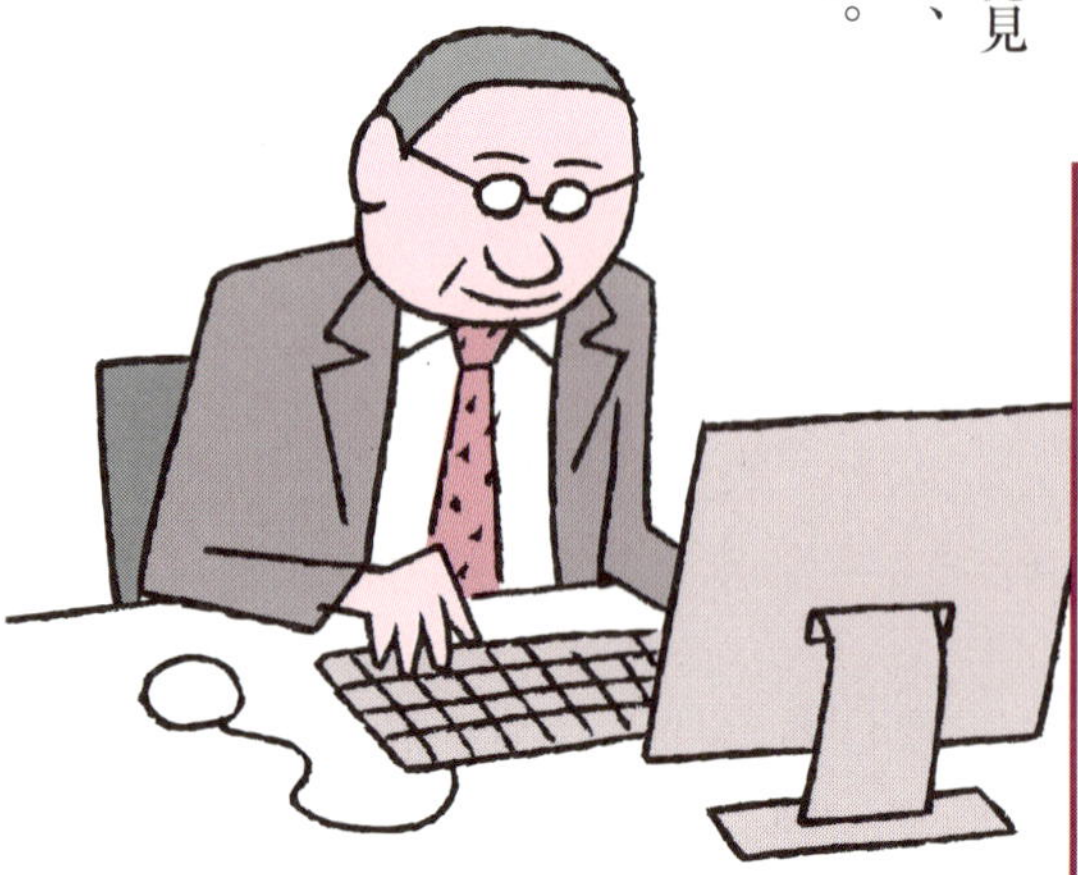

忙しくても定期検診だけは欠かさず受ける

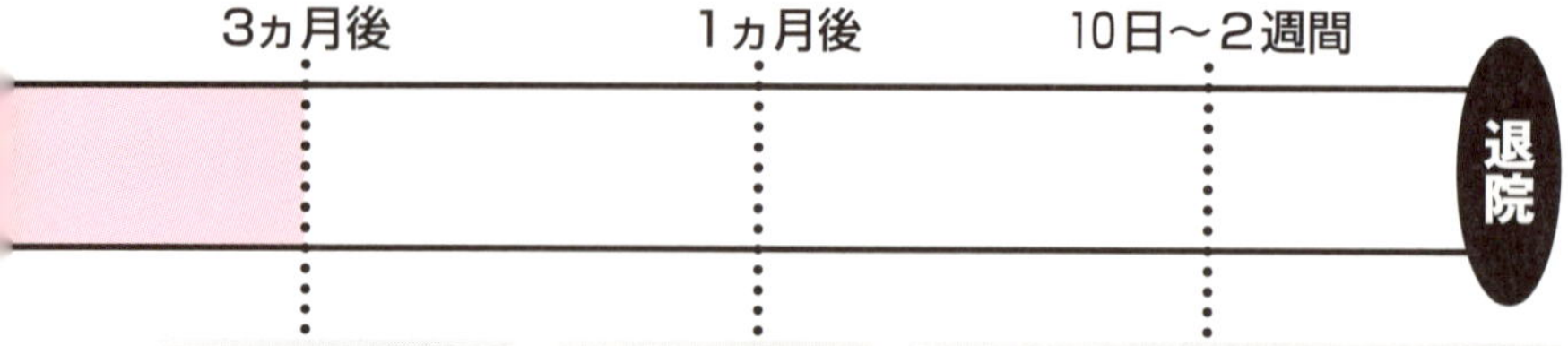

1回目の検診
手術の傷の回復を確認。さらに、術後に起こる排便や排尿に関する症状を診察。必要に応じて追加治療をおこなう。また、服薬指導や、日常生活と食事の内容のチェックもある。

2回目の検診
その後の経過をチェック。病理検査の結果次第で、追加治療をおこなう。

3回目の検診
治療継続が必要な症状がないかチェックする。このあとは３ヵ月ごとの定期検診に。

3ヵ月以降は再発・転移を中心に調べる

術後３ヵ月以降になると再発・転移を中心に調べるようになります。術後５年目まで各種検査を受けます。

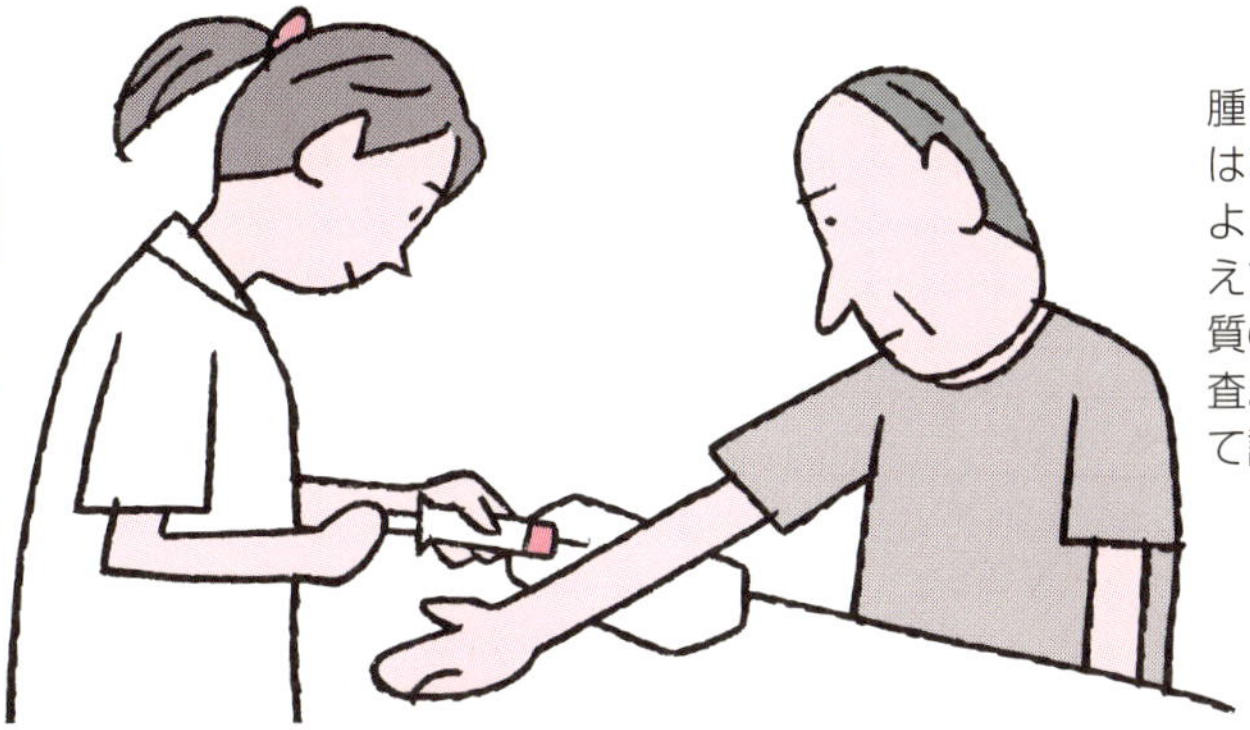

腫瘍マーカーとは、がんの種類によって血液中に増えてくる特定の物質の量を調べる検査。血液を採取して調べる

再発を調べる

結腸や直腸のもとの病巣を中心に、その周囲に局所再発がないかを調べる。問診をはじめ、触診や直腸指診など、いくつかの検査をおこなう。腫瘍マーカーではCEAとCA19-9などを調べる。

- 問診、腫瘍マーカー（術後3年間は3ヵ月ごと、4～5年目は半年ごと）
- 直腸指診（直腸がんの場合。術後3年間、3ヵ月ごと）
- 内視鏡検査（術後1年以内に1回、その後は3年以内に1回）

転移を調べる

大腸がんの遠隔転移は肝臓と肺に多いので、胸部と腹部の画像検査を中心におこなう。できるだけ早期に発見するには、CT検査やMRI検査が有効。

- CT検査（術後３年間は半年ごと、4～5年目は1年ごと。ただし進行がんの場合は4～5年目も半年ごと）

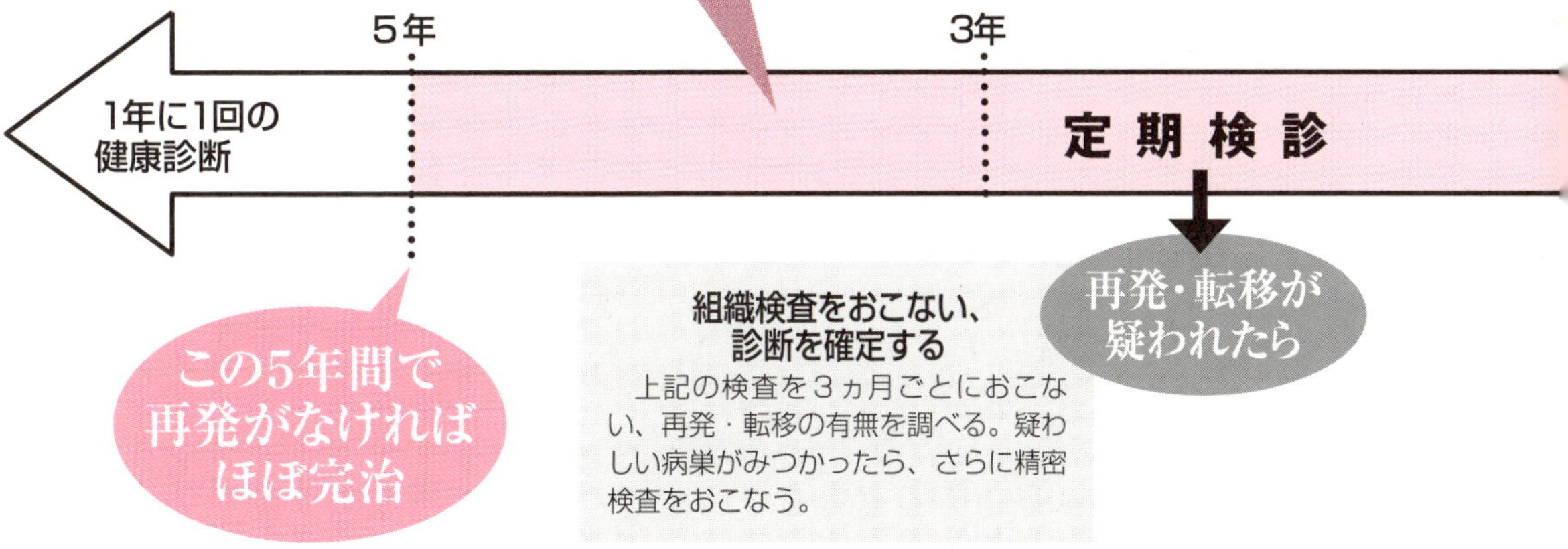
5年
3年
1年に1回の健康診断
定期検診
再発・転移が疑われたら
この5年間で再発がなければほぼ完治

組織検査をおこない、診断を確定する

上記の検査を３ヵ月ごとにおこない、再発・転移の有無を調べる。疑わしい病巣がみつかったら、さらに精密検査をおこなう。

再発・転移時の治療

初発時と同様に、基本的には外科治療を受ける

再発や転移がみつかった場合の治療法の選択基準は、基本的に初発時と同じです。手術をおこない、がんを切除します。転移が二つ以上の臓器にあっても、切除が可能なら手術して根治を目指します。

ショックで考えがうまくまとまらない

再発や転移がみつかったとき、初発時よりもショックを受ける患者さんが多いが、これは当然のこと。しかし、大腸がんでは多くの治療法が確立しているので、あきらめずに治療を受ける。

後日、医師に確認することを整理しておく

再発・転移の治療法の選択肢はいくつかある。それを決めるために、まず自分の状態を正確に把握する。そこで、下記の項目を医師に確認しておきたい。

①再発・転移がどの臓器、どの部分にあるのか？
②どの程度の大きさか、数はいくつか？
③手術での切除が可能か？
④切除したあと、その後の生活にはどんな影響が出るのか？
⑤手術ができない場合には、どんな治療法があるか？
⑥その場合の治癒の可能性はどれくらいか？

治療法の相談

再発・転移の場合、治療の選択肢はさまざま

再発・転移の場合でも、完全にとりきれると判断できるときは外科手術が基本になります。切除ができないときでも治療の選択肢はあるので、あまり悲観的にならずに医師とよく話し合いましょう。

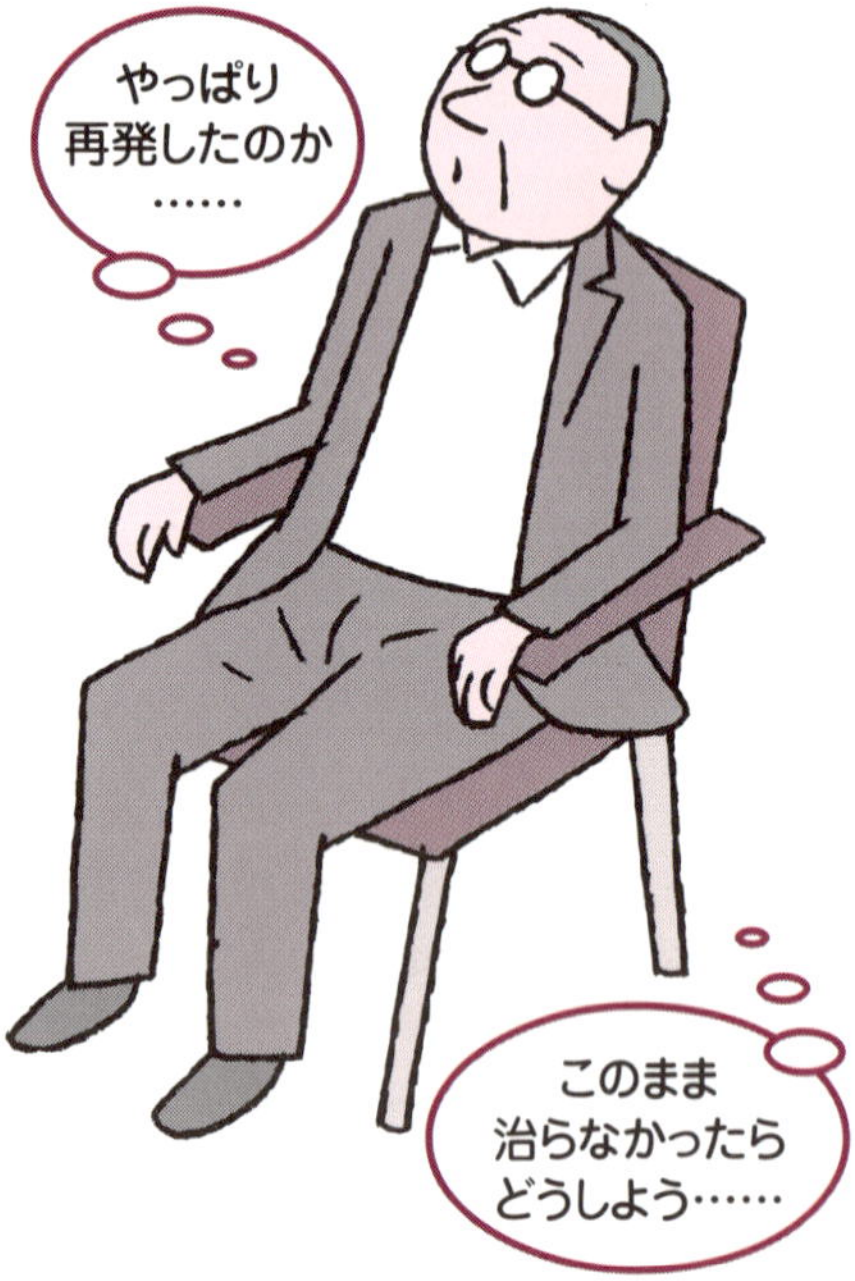
やっぱり再発したのか……
このまま治らなかったらどうしよう……

再発や転移の告知を受けたあとは、絶望的な気持ちになる人が多いが、あきらめるのは早い

組織検査の結果　再発・転移と診断された

再発・転移が1臓器のとき

以下の基準に当てはまれば、外科治療を検討する。そうでない場合には局所療法などを考える。

- ●すべてのがん病巣が切除可能である
- ●切除後もQOL（生活の質）を保てるだけの臓器を温存できる
- ●患者さんに手術に耐えられる体力がある

再発・転移が2臓器以上のとき

2つ以上の臓器に転移があっても、がんをとりきれる可能性があり、また患者さんに体力があって術後のQOLをある程度保てるときは外科治療をおこなうこともある。

手術が不可能でも全身状態がよく、体力があるときは抗がん剤による化学療法を選択する。また、転移した臓器別に対症療法をおこなう。

外科治療

局所再発のときは病巣個所を切除する。がんが膀胱や前立腺、子宮や膣、仙骨、尾骨にも浸潤している場合は骨盤内臓器の一部、あるいはすべてを摘出することもある。遠隔転移の場合は下記のとおり。

肝臓　体力があり、また切除しても肝機能が維持できるなら外科的に切除。

肺　体力があり、また切除しても肺の機能を維持できるなら外科的に切除。

脳　症状を軽減するため、可能なら外科的に切除し、放射線療法を補助的におこなう。

切除できないときは

局所療法　**全身化学療法**

緩和治療

※局所療法・全身化学療法・緩和治療は96ページ参照

再発・転移が1ヵ所なら外科治療

再発・転移の治療方針は、基本的に病巣が１ヵ所で、完全に切除可能と判断できるときは外科治療を選択します。それ以外のときは左記チャートにしたがい、治療方針を決めます。

再発時も外科治療でとりきることができる

再発・転移がみつかった場合の治療は、外科治療によりがんを切除するのが基本です。二つ以上の臓器に転移していても、手術で完全にとりきれる見込みがあり、患者さんに手術に耐える体力があれば、切除手術をおこないます。

しかし、再発の部位や転移した臓器によっては切除が難しいこともあります。また、多数の個所に転移しているときも手術ができないことがあります。このようなときは、化学療法や放射線療法などが選択されます。

化学療法・放射線療法と手術を併用する場合も

再発・転移が起こり、手術が難しい場合でも手段はあります。代表的なのが化学療法と放射線療法です。また、手術と化学療法や放射線療法などを組み合わせる方法もあります。

手術が難しい場合の選択肢

再発・転移でも手術でがんを切除するのが基本ですが、それができない場合でも３つの選択肢があります。これらは単独でも、組み合わせることも可能です。

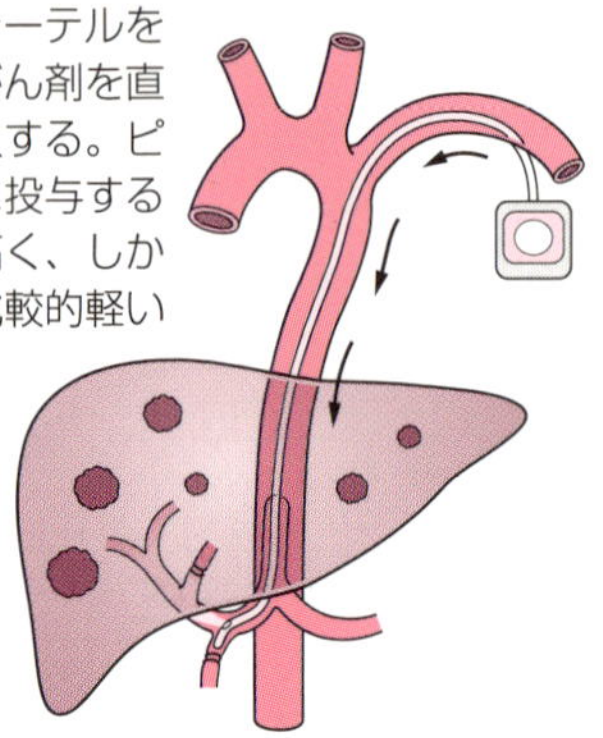

肝動脈にカテーテルを挿入し、抗がん剤を直接肝臓に注入する。ピンポイントに投与するので効果が高く、しかも副作用が比較的軽い

1 放射線、化学療法などを組み合わせる「局所療法」

再発・転移が１ヵ所の場合に選択される。がんに放射線を照射する放射線療法のほか、肝動注療法や熱凝固療法などがある

局所療法にあたる治療法

- 放射線療法：脳に転移した場合におこなわれる。また、切除が可能な場合、事前にがん病巣を小さくする目的で放射線を照射する
- 肝動注療法：肝臓に転移したがんに肝動脈から抗がん剤を直接注入する方法
- 熱凝固療法：肝臓や肺に転移したがんに電磁波で熱を加え、がんを死滅させる方法

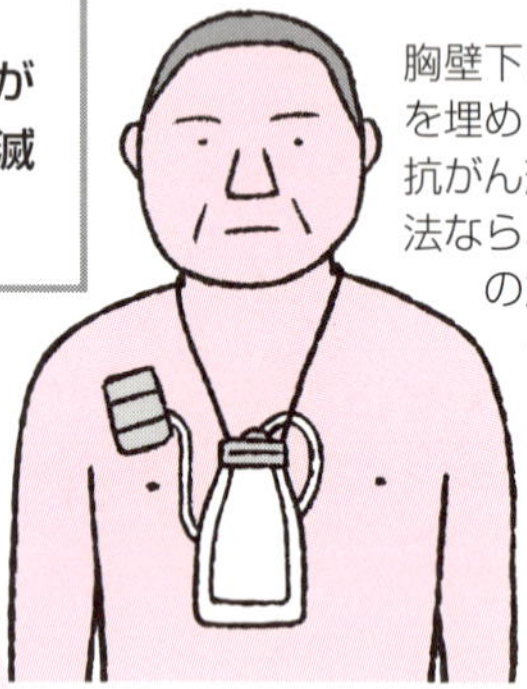

胸壁下に専用のポートを埋めこみ、持続的に抗がん剤を注入する方法なら、抗がん剤点滴のために入院しなくてもよい

2 複数の抗がん剤を使う「全身化学療法」

手術が難しい再発・転移に対してもっともよくおこなわれる中心的な治療法。

大腸がんが肺や肝臓に転移した場合は、肺がんや肝がんの抗がん剤は使わない。分子標的薬のベバシズマブ、フルオロウラシル、ホリナートカルシウム、オキサリプラチンなどを組み合わせる

全身化学療法をおこなえる条件

- 患者さんに体力があり、全身状態も良好で、身の回りのことが自分でできる
- 肝機能と腎機能が保たれている
- CTやMRIでがん病巣が確認できる

3 痛みを和らげる
「緩和治療」

再発や転移によって、痛みが起こることがある。治療を快適に進めるため、痛みを緩和する方法としてモルヒネなどの鎮痛薬による緩和治療もおこなう

心

3つの側面に分ける

- 社会的苦痛→経済的な悩みや仕事、家庭内の悩みなどは主に医療ソーシャルワーカーが対処
- 精神的苦痛→不安や怒り、孤独感、恐怖などには精神科医やカウンセラーによるカウンセリングで対処
- スピリチュアル（霊的）苦痛→自分の存在や死への恐怖、家族との別れ、死生観に対する悩みには僧侶や牧師の助けを借りる

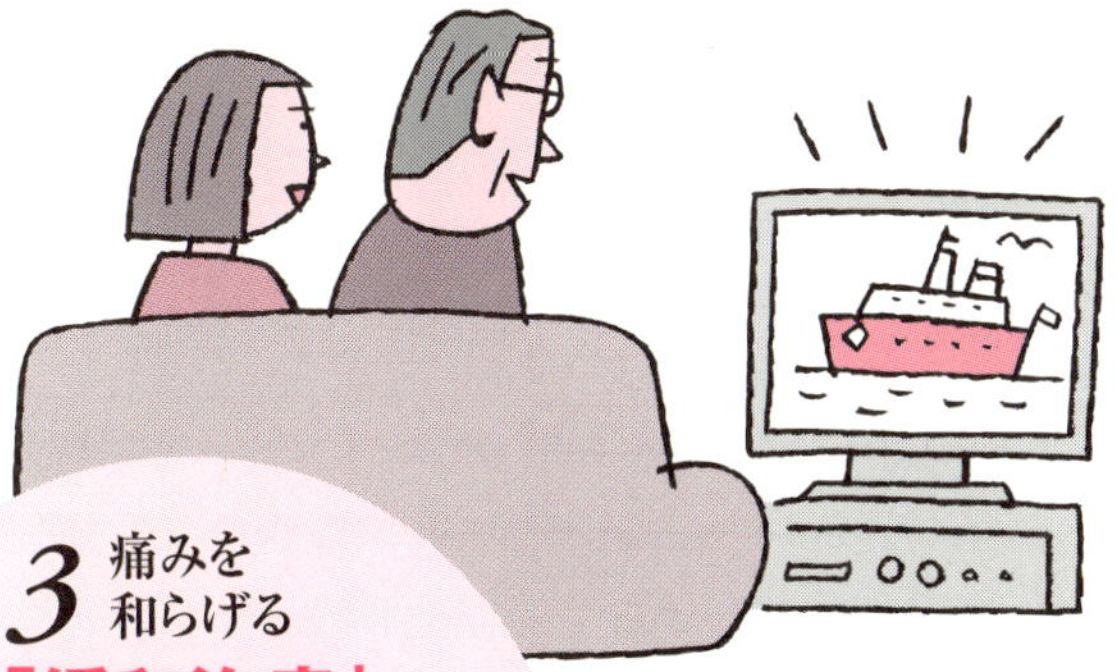

家族や大切な人と過ごす時間が、なによりも生きる支えになる

身体

4つの方法で痛みを和らげる

- がんによる痛み→オピオイド薬や神経ブロックによる疼痛緩和
- 腸閉塞による痛み→バイパス手術や人工肛門をつくる外科的手術
- 骨転移による痛み→放射線療法、薬物治療
- がん以外の疾患による痛み→帯状疱疹や持病の関節痛などの治療

身体的な痛みは薬でほとんどおさえられる

がんは痛みが生じることが多く、それが患者さんに強い不安やストレスを与えます。

しかし近年、疼痛治療は進歩しています。痛みの程度によってNSAIDs（非ステロイド系消炎鎮痛薬）や、より強力なモルヒネなどのオピオイド薬を使い分けることで十分にコントロールできるようになっています。

化学療法で小さくしてからがんをとりきる

大腸がんの場合、再発や転移がみつかり手術が難しい場合でもほかの治療法が多いのが特徴です。

転移は肺や肝臓に多くみられますが、体力があれば全身化学療法をおこなえます。また、局所療法で対処できる可能性もあります。

さらに、化学療法でがんを縮小させれば、手術での切除が可能になることもあります。

生活の質を上げる「緩和治療」

以前は、がんの緩和治療といえば終末期医療と考えられがちでしたが、現在では終末期に限らず、がん治療の一環としてとらえられています。

がんによる痛みを軽減して患者さんの心身のストレスを少しでもやわらげ、それによって生活の質を維持・向上させて、がん克服のために前向きに治療ができるようにすることを目的としています。

COLUMN

再発・転移したときのがんとの向き合い方

がんが再発・転移したとき、多くの人が動揺し、絶望的になりがちです。しかし、治療法の進歩により治癒したり、長期間がんと共存できるケースも増えています。

初発時よりも人生観が反映される

がんの再発や転移がわかったとき、「もう治らないかもしれない」「先がみえてきた」などと思う人が多いといいます。確かに不安なことに違いありませんが、大腸がんの再発・転移の治療法は種類も多く、効果が高いものもあり、簡単にあきらめる必要はありません。

ただ、治療法の選択については、初発時よりもその人の人生観が大きく影響するのも事実です。できる限りの方法で治療を続ける人もいれば、治療より家族や自分の時間を優先する人もいます。自分にとってベストの選択をしましょう。

働きながら治療を受けられる

がんの患者さんが不安に思うことのひとつに、仕事に関する悩みがあります。治療に専念するには仕事をやめたほうがよいのか、働きながらの治療は無理だろうかなどと悩む人が多いのです。その背景には、家族の経済的な問題や長期間休職することへの不安があります。

実際、がんの患者さんには仕事をやめた人や解雇された人もいます。しかし、先走って仕事をやめる前に医師に相談してみましょう。病状により、治療しながら働けることもあります。

自分の人生観や働き方で治療法の選択に迷ったときは、家族を交えて主治医とよく話し合うとよいでしょう。どうしても納得いかないときには、セカンドオピニオンをとるのもひとつの方法です。

がんの治療中だからといって仕事をやめる必要はない。働きながらできる治療法を医師と相談しよう

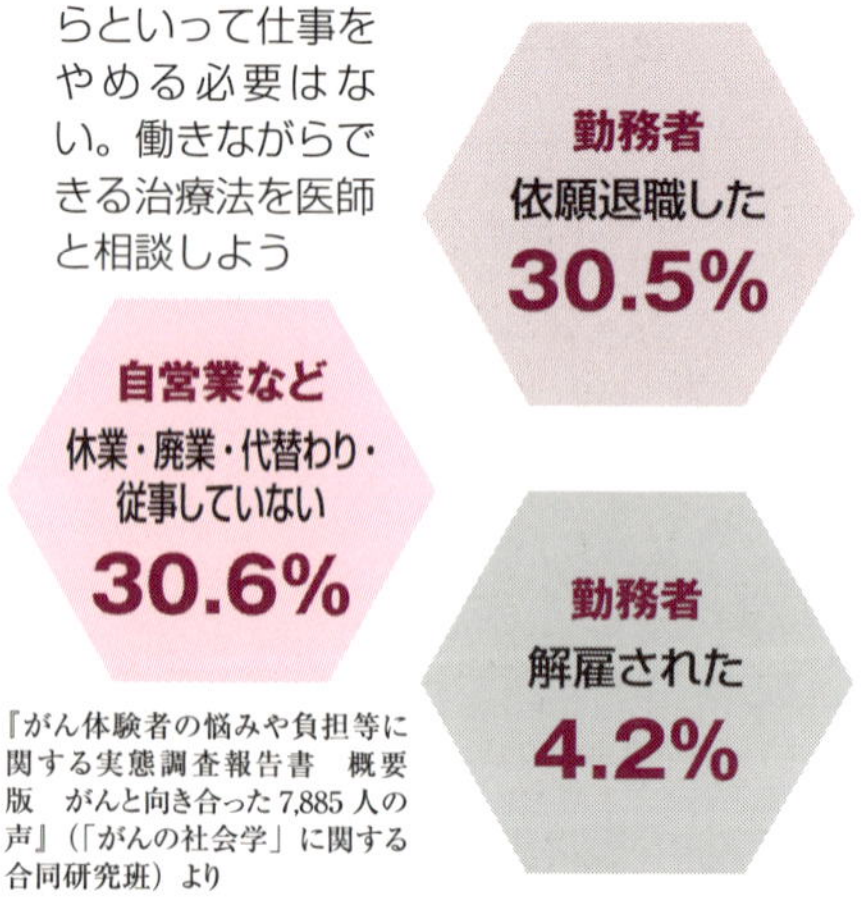

勤務者
依願退職した
30.5%
自営業など
休業・廃業・代替わり・従事していない
30.6%
勤務者
解雇された
4.2%

『がん体験者の悩みや負担等に関する実態調査報告書　概要版　がんと向き合った7,885人の声』（「がんの社会学」に関する合同研究班）より

■監修者プロフィール

高橋 慶一（たかはし・けいいち）

1957年生まれ。がん・感染症センター都立駒込病院外科部長。84年、山形大学医学部を卒業し、都立駒込病院へ。同病院外科医長、大腸外科主任をへて現職。

専門は外科、とくに大腸がんの診断・治療。

主な著書に『大腸がんを治す本』（法研）、『大腸がん手術後の生活読本』（主婦と生活社）などがある。

■参考資料

『生活実用シリーズ NHK ここが聞きたい！名医にQ 大腸がん』（NHK出版）

大腸癌研究会編『大腸癌治療ガイドライン 医師用 2014 年版』（金原出版）

高橋慶一著『大腸がん手術後の生活読本』（主婦と生活社）

高橋慶一著『大腸がんを治す本』（法研）

藤田伸／島田安博監修『国立がん研究センターのがんの本 大腸がん 治療・検査・療養』（小学館クリエイティブ）

山口茂樹／田中信治／藤城光弘／金光幸秀／福長洋介／黒柳洋弥／絹笠祐介／赤木由人／渡邉聡明／吉野孝之著『ベスト × ベストシリーズ 名医が語る最新・最良の治療 大腸がん』（法研）

健康ライブラリー イラスト版

大《だい》腸《ちょう》がん

治療法《ちりょうほう》と手術後《しゅじゅつご》の生活《せいかつ》がわかる本《ほん》

2014年10月10日 第1刷発行
2016年 9 月26日 第2刷発行

監 修 高橋慶一（たかはし・けいいち）
発行者 鈴木 哲
発行所 株式会社講談社
東京都文京区音羽二丁目12-21
郵便番号 112-8001
電話番号 編集 03-5395-3560
販売 03-5395-4415
業務 03-5395-3615
印刷所 凸版印刷株式会社
製本所 株式会社若林製本工場

N.D.C. 493 98p 21cm

ISBN978-4-06-259787-6

●編集協力 オフィス201 重信真奈美
●カバーデザイン 松本 桂
●カバーイラスト 長谷川貴子
●本文デザイン 勝木雄二
●本文イラスト 千田和幸 渡部淳士

講談社　健康ライブラリー　イラスト版

食道がんのすべてがわかる本

恵佑会札幌病院理事長
細川正夫　監修

転移・再発が多い食道がん。より確実に治すには？状態に合わせた最良の治療法を選択するための完全ガイド。

定価　本体1300円(税別)

肺がん　完治をめざす最新治療ガイド

新座志木中央総合病院名誉院長　東京医科大学名誉教授
国際医療福祉大学大学院教授
加藤治文　監修

遺伝子検査、レーザー治療、粒子線治療…肺がんの検査や治療は、ここまで進化した！

定価　本体1200円(税別)

脳梗塞の防ぎ方・治し方

東京都済生会中央病院院長
高木　誠　監修

半身に力が入らない、ろれつが回らない……見過ごしやすい前ぶれ症状から再発を防ぐ治療法まで徹底図解。

定価　本体1200円(税別)

漢方薬でがん治療はもっと楽になる

がん研有明病院漢方サポート科部長
星野惠津夫　監修

弱った体力と気力を取り戻し、免疫力が高まる！西洋医学との併用で効果が注目される漢方治療の最前線を徹底解説。

定価　本体1300円(税別)

まだ間に合う！今すぐ始める認知症予防
軽度認知障害（MCI）でくい止める本

東京医科歯科大学特任教授／メモリークリニックお茶の水院長
朝田　隆　監修

脳を刺激する最強の予防法「筋トレ」＆「デュアルタスク」記憶力、注意力に不安を感じたら今すぐ対策開始！

定価　本体1300円(税別)

目の病気がよくわかる本
緑内障・白内障・加齢黄斑変性と網膜の病気

筑波大学医学医療系眼科教授
大鹿哲郎　監修

目の見え方に不安を感じたら今すぐ検査と対策を！最新治療と見やすさを助ける生活術を徹底解説。

定価　本体1300円(税別)

講談社　こころライブラリー　イラスト版

うつ病の人の気持ちがわかる本

大野裕、NPO法人コンボ　監修

病気の解説本ではなく、本人や家族の心を集めた本。言葉にできない苦しさや悩みをわかってほしい。

定価　本体1300円(税別)

認知症の人のつらい気持ちがわかる本

川崎幸クリニック院長
杉山孝博　監修

「不安」「恐怖」「悲しみ」「焦り」の感情回路。症状が進むにつれて認知症の人の「思い」はどう変化していくのか？

定価　本体1300円(税別)